Yoga

A VIDA, O TEMPO

Neide V Pinheiro
Jeovah de Assis Pinheiro

Yoga

A VIDA, O TEMPO

*Yoga rejuvenesce o corpo,
purifica a mente e eleva a alma*

Os autores

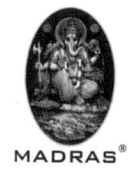

MADRAS®

© 2017, Madras Editora Ltda.

Editor:
Wagner Veneziani Costa

Produção e Capa:
Equipe Técnica Madras

Revisão:
Jerônimo Feitosa
Silvia Massimini Felix
Neuza Rosa

Dados Internacionais de Catalogação na Publicação (CIP)
(Câmara Brasileira do Livro, SP, Brasil)

Pinheiro, Neide V
Yoga : a vida, o tempo / Neide V. Pinheiro,
Jeovah de Assis Pinheiro. -- São Paulo : Madras, 2017.
Bibliografia.
ISBN: 978-85-370-1062-4

1. Relaxamento 2. Respiração - Exercícios -
Uso terapêutico 3. Yoga 4. Yoga - Uso terapêutico
I. Pinheiro, Jeovah de Assis. II. Título.

17-02839   CDD-613.7046

Índices para catálogo sistemático:
1. Yoga : Promoção da saúde 613.7046

É proibida a reprodução total ou parcial desta obra, de qualquer forma ou por qualquer meio eletrônico, mecânico, inclusive por meio de processos xerográficos, incluindo ainda o uso da internet, sem a permissão expressa da Madras Editora, na pessoa de seu editor (Lei nº 9.610, de 19/2/1998).

Todos os direitos desta edição reservados pela

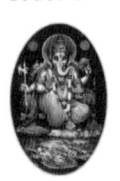

MADRAS EDITORA LTDA.
Rua Paulo Gonçalves, 88 – Santana
CEP: 02403-020 – São Paulo/SP
Caixa Postal: 12183 – CEP: 02013-970
Tel.: (11) 2281-5555 – Fax: (11) 2959-3090
www.madras.com.br

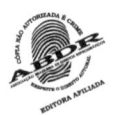

AGRADECIMENTOS

A Maria, presença forte em toda minha vida.
Aos Mestres, que estiveram presentes em minha caminhada.
A Jeovah, companheiro amado, por seu profundo amor e por nossa união abençoada.

Aos filhos:
Vilton, que sempre deu força aos meus projetos de vida;
Gaya, constante e amorosa, pronta para me ajudar no que for preciso;
Jeovanna, por sua forma carinhosa de incentivar e apoiar.

Aos netos:
Maurício, Bianca e André, que tão pequenos já curtem o Yoga.

Aos meus clientes e alunos, que acreditaram em meu trabalho e sempre estiveram ao meu lado.

Neide V Pinheiro

AGRADECIMENTOS

Como não poderia deixar de ser, meu primeiro reconhecimento é para Neide, minha esposa, presente em minha vida em todos os momentos. Pertencem a ela a ideia inicial, a vontade e a força deste livro.

Aos meus filhos Vilton, Gaya e Jeovanna, pelo incentivo, opiniões e interesse que tiveram, cada um a seu modo, sempre nos estimulando.

A todos aqueles que, direta ou indiretamente, fizeram parte desta nossa realização, principalmente aos nossos alunos, que, com suas presenças, nos têm incentivado.

A Deus, a fonte de inspiração, que nos incentiva para que nossos dons não sejam desperdiçados.

Jeovah de Assis Pinheiro

ÍNDICE

Comentários ao livro *Yoga, a Vida, o Tempo* 13
Apresentação 15

Parte I
Ashtanga-Yoga 25
    Yamas 27
        Ahimsa 28
        Satya 31
        Asteya 34
        Brahmacharya 36
        Aparigraha 38
    Niyamas 41
        Shauca 42
        Samtosha 44
        Tapas 49
        Svadhyaya 51
        Ishvara pranidhana 54
    Asanas 58
        Como eram executados os asanas 61
        Quantos são os asanas 61
        Diferenças entre asanas e ginástica 62
        Situando os asanas no yoga 62
        Como devemos praticar os asanas 63

Quem deve ou pode praticar asanas 63
Vocábulo e origem dos nomes dos asanas 64
Classificação dos asanas 65
Asanas meditativos 65
Padmasana 67
A Postura de Lótus 67
Sukhasana 72
Asanas posteriores 73
Posturas sentadas 74
Bhadrasana 74
Navasana 76
Gomukasana 79
Cabeça de Vaca 79
Posturas de torção 83
Ardha matsyendrasana 84
Posturas de equilíbrio 87
Tadasana 88
A Postura da Montanha 88
Garudasana 90
A Postura da águia 90
Vrikshasana 92
A Postura da árvore 92
Natarajasana 96
A Postura do bailarino 96
Kakasana 98
A Postura do corvo 98
Posturas em pé com flexão lateral 100
Trikonasana 100
Posturas em pé com flexão da perna 104
Postura do Guerreiro 104
Posturas em pé com flexão para trás (retroflexão) 106

Chakrasana 106
Posturas com joelhos apoiados no chão 108
    Vajrasana 108
    Ustrasana 109
    Simhasana 113
Posturas deitadas em shavasana frontal – Bruços 115
    Bhujangasana 115
    Dhanurasana 117
    Salabhasana 119
Posturas deitadas em shavasana dorsal – Costas 122
    Matsyasana 122
    Paschimotanasana 125
Posturas invertidas 127
    Viparita karani 128
    Sarvangasana 130
    Halasana 132
    Sirshasana 134
Pranayama(Respiração) 138
Pratyahara 143
Dharana e Dhyana 145
Dhyana 152
    Técnicas de Concentração 152
Samadhi 157

Parte II
Relaxamento 163
Bandha 168

Parte III
Mantra 173
Mudra 177
    Mushti e Suchi 178
    Jnana-Mudra, o gesto do saber 179

- Jo-In Mudra 179
- Shiva Mudra 180
- Trimurti Mudra 180
- Trishula ou Tridente 181
- Pushpaputa Mudra, ou Mãos em oferenda 181
- Garuda ou Pássaro Místico 182
- Padma Mudra ou Selo de Lótus 182

Chakra 185
- Muladhara 189
- Svadhisthana 192
- Manipura 194
- Anahata 198
- Vishudha 202
- Ajna 204
- Sahasrara 206

Bibliografia 209

COMENTÁRIOS AO LIVRO *YOGA, A VIDA, O TEMPO*

A primeira ideia que tivemos na elaboração deste livro foi torná-lo agradável. Desejávamos também que tivesse beleza e fosse abrangente na variedade de seus temas.

Começamos contando a história do Yoga, de sua origem aos nossos dias, e, na sequência, entramos no Yoga Sutra de Patanjali, acompanhando as oito etapas do Ashtanga-Yoga, a qual chamamos de Parte I.

No início desse caminho, de maneira simples e clara, falamos dos Yamas que tratam de nossas atitudes e comportamentos e de como devemos proceder para vivermos bem com tudo e com todos neste planeta. Na segunda etapa, comentamos sobre os Niyamas, que nos ensinam a cuidar de nós mesmos, orientando-nos no sentido de mantermos uma vida saudável, mais feliz e plena. Adiante, nos Asanas, destacamos o respeito que devemos nutrir por nosso corpo, percebendo-o não simplesmente como um objeto, mas como algo dotado de vida que abriga uma mente, um coração e uma alma. Na quarta etapa, a que se refere aos Pranayamas, enfatizamos a importância de respirarmos de modo correto e da necessidade de sempre lembrar que a respiração é a atividade principal que regula nossa saúde e que está diretamente associada à vida. Em Pratyahara, correspondente ao quinto anga ou etapa, comentamos sobre as possibilidades de superação dos estímulos sensitivos e de controle das emoções, tão necessários para o bom desempenho dos dois angas seguintes: Dharana e Dhyana. Nesses dois, informações são transmitidas visando ao fácil entendimento e ao estímulo à sua prática, que é um dos fortes propósitos deste livro. No oitavo e último anga, Samadhi, são abordados os aspectos da transmutação da consciência, objetivo principal e final do Yoga.

Reservamos a Parte II para falar dos temas relacionados a Relaxamento e Bandhas.

Mostramos, em relação ao primeiro, que os estímulos direcionados à descontração dos músculos visam atingir o sistema nervoso parassimpático, que vai agir no organismo de forma relaxante. Já nos Bandhas, as contrações musculares são dirigidas às glândulas endócrinas, à corrente sanguínea e ao sistema nervoso simpático.

A Parte III, a última, foi destinada aos Mantras, Mudras e Chakras, assuntos que têm despertado o interesse de muita gente. Nos Mantras, falamos do poder das palavras e dos sons, e da atenção e dos cuidados que devemos ter ao verbalizar um pensamento. Nos Mudras, ao contrário, a comunicação é silenciosa e transmitida por meio de gestos. Na abordagem aos Chakras, o destaque é para a interação das energias sutis do Universo com o corpo físico, com ação direta sobre as glândulas endócrinas.

Os autores

APRESENTAÇÃO

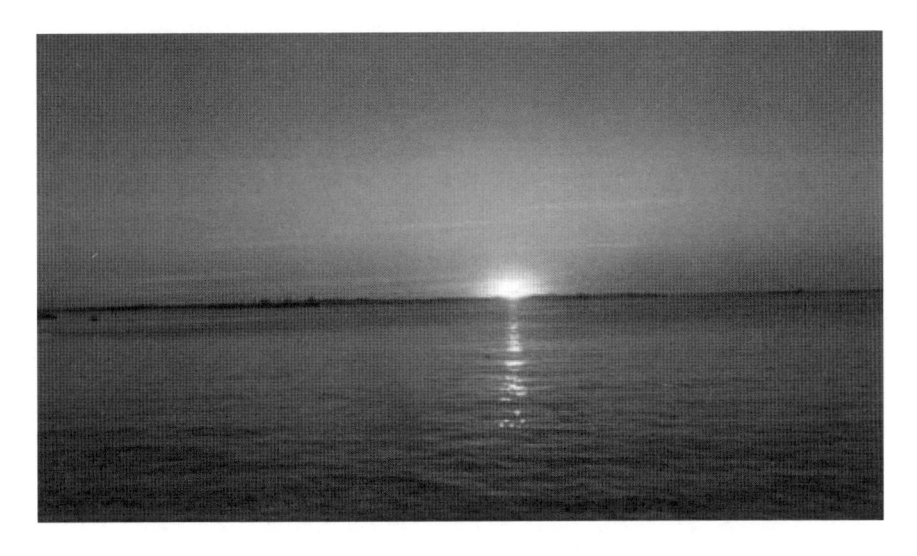

"Muito longe, no brilho do sol, estão minhas maiores aspirações. Posso não alcançá-las, mas posso olhar para cima e ver sua beleza, acreditar nelas e tentar segui-las."

Louisa May Alcott

Estamos diante da Baía de Todos-os-Santos, apreciando o entardecer. Poucos lugares do mundo têm uma visão como essa. Parece que o processo da criação aqui se repete em todas as tardes de verão. Contemplando a amplidão da baía, tudo nos faz crer que vemos Deus flutuando no ar, experimentando seus pincéis, pintando todas as cores. Neste momento, como mágica, o sol desce atrás da ilha para beijar a terra e, na frente, a ilha avança para beijar o mar.

Encantada com tanta beleza, lembrei-me de um sonho antigo: escrever um livro de Yoga, cuja pesquisa eu já fazia havia anos. Então, comecei a pensar no título que daria a ele. O primeiro que me veio à cabeça foi *Yoga, a Vida*. Por que imaginei, para nome deste livro, *Yoga, a Vida*?

Aos 28 anos de idade, sentia-me impotente diante de uma enxaqueca que me acompanhava havia tempos e já afetava minha qualidade de vida.

Para curar-me, procurei ajuda na Medicina, fiz os exames necessários, por inúmeras vezes, porém não havia solução. A última medicação que me passaram foi Valium; talvez, quem sabe, imaginassem os médicos que, me sentindo relaxada, a dor de cabeça viesse a melhorar. Naquele dia saí triste do consultório médico. Eu pensava: "Como poderei conviver com essa enxaqueca que está piorando dia a dia! Tomar esse medicamento com 28 anos, o que será de minha vida no futuro?".

À noite, Jeovah, vendo-me cabisbaixa, convidou uns amigos para sairmos juntos. Reunidos, conversando sobre o assunto, uma pessoa do grupo disse: "Também já tive muita enxaqueca, curei-me fazendo Yoga. Por que você não faz o mesmo, Neide?". Não pestanejei. No dia seguinte estava eu lá fazendo Yoga. A partir de então, adeus cefaleias!... Nunca mais tive enxaqueca e minha vida mudou completamente. Foi por problemas de saúde, como tantas outras pessoas o fazem, a razão por que busquei o Yoga.

Interessante é que jamais gostei de fazer exercícios físicos, tentei muitas vezes a ginástica, a natação, a dança e logo desistia porque não conseguia entusiasmar-me. Mas com o Yoga foi totalmente diferente. Adorei a aula. Foi como amor à primeira vista. Logo me identifiquei e passei a atrelar o Yoga ao meu modo de viver.

Olhando aquele pôr do sol, naquela tarde, fiz uma retrospectiva de minha história, ratificando, mais uma vez, a importância do Yoga para mim.

O Yoga me ensinou posturas éticas através dos Yamas e Niyamas – assunto que será explicado mais adiante. Aprendi a cuidar de meu corpo de uma forma consciente, em que cada asana – postura psicofísica – é feito dentro do meu limite, eu me percebendo como estou no momento e aonde posso chegar. Passei então a entender que o fazer bem no Yoga é o fazer respeitando o próprio corpo. E como esse aprendizado me ajudou a respeitar meu próprio limite!...

Em minha escola de vida, eu não sabia que se precisava respeitar esse tal limite. Lembro-me, quando tive minha filha, meus pais, que moravam em outra cidade, foram ficar comigo e levaram em sua companhia uma amiga nossa. Em determinado dia, essa moça olhou para minhas pernas e disse: "Neide, como você está de varizes!... São tantas que estão partindo e sangrando muito...". Tomei um susto! Eu nunca tive varizes e nem sabia que naquele momento minhas pernas estavam feridas. Foi então que me dei conta: meu primeiro filho havia sido mudado do berço para uma cama com grades. Quando ele chorava, à noite, corria para atendê-lo e nem sentia que minhas pernas batiam nas tais grades e se feriam. Eu não conhecia meu corpo e tampouco o respeitava. Foi fazendo os asanas que o percebi e me conscientizei de que ele precisava de cuidados.

O Yoga me ensinou a respirar corretamente. Prestes a fazer 17 anos, comecei a namorar Jeovah. Ele sempre me perguntava: "Por que você se cansa tanto quando fala?...". Eu não sabia responder. Através dos exercícios respiratórios e pranayamas, passei a respirar normalmente e também a falar sem me cansar.

Aprendi, com o Yoga, a relaxar, a me concentrar, a meditar.

O Yoga mudou minha vida e tenho certeza de que pode mudar de igual modo a de todos aqueles que vierem a praticá-lo.

O Yoga para mim é vida; vida para mim é Yoga. Daí por que, diante daquele pôr do sol, me vieram à lembrança as palavras YOGA, A VIDA para comporem o título do livro que planejava escrever.

Jeovah, que estava ao meu lado, perguntou-me: "Por que não acrescentar o Tempo ao título do livro?... Assim como o Yoga beneficiou sua vida e a de muita gente de nossa geração, o Yoga também sempre foi presença marcante na vida das pessoas em todas as épocas. O homem, na busca de respostas às suas indagações e às suas necessidades, nas sucessivas fases de nossa história, afinal, veio encontrar no Yoga um modo de vida capaz de elucidar as dúvidas e pacificar seus anseios. Do modo como o Yoga está ligado à vida, do mesmo modo o Yoga está ligado ao tempo!".

E, a partir desse momento, o livro recebeu o título *Yoga, a Vida, o Tempo*.

Neide V Pinheiro

Eu sou o Tempo e por isso não tenho passado nem futuro. Meu passado e meu futuro só existem simultaneamente, juntos, no presente. Parece uma expressão contraditória, mas minha possibilidade real de existência somente é verdadeira em um único momento: no agora.

Eu, o Tempo, sempre vivi assim, durante cada momento da existência: presente, tranquilo, calmo e sereno, ou melhor, vivia assim, até aparecer o homem.

Não me levem a mal pelo que vou dizer, mas fiquei desapontado com os humanos. Depois de bilhões de momentos de existências acumulados, vocês resolveram me dividir e me deram um passado e um futuro, transformando-me em dias, semanas, meses, anos, séculos e milênios. Fiquei perplexo: nunca imaginei que isso pudesse acontecer. E foram mais longe ainda, quando me dividiram em tamanhos menores: em horas, minutos e segundos.

O descontentamento com vocês não chegou a ser tão duradouro, porque percebi logo que os humanos eram criativos e acabei utilizando-me e aproveitando-me dessa divisão. Sei que é um modo ilusório, elaborado pela mente humana, mas através dele consigo me situar cronologicamente nas lembranças do passado. Quando, por exemplo, escuto os yogues vibrarem o mantra "OM", imediatamente transponho minha consciência para uma época ocorrida há mais de 17 bilhões de anos, medida no jeito dos homens, e vejo naquele instante a grande força criadora que os humanos chamam de Deus, construindo os mundos, ou seja, construindo todo o Universo. A criação do Universo é, portanto, um momento de êxtase da consciência de Deus; e o "OM", o som da explosão desse acontecimento, que se perpetua, harmonizando o Cosmo.

Os yogues foram habilidosos e conseguiram transmitir fielmente, ao longo das sucessivas gerações, dos milênios, a vibração do som desse mantra, também conhecido por som primordial, porque foi a partir dele que os outros sons foram gerados, passaram a existir.

Minha convivência com os yogues é antiga. Já os conheço há tempos e meu interesse por eles é grande, porque na história dos homens sempre vi os acontecimentos começarem e acabarem em um período razoavelmente curto, com raríssimas exceções.

Os yogues são diferentes, são quase iguais a mim; eles, desde aquela época remota em que surgiram, ultrapassaram os limites do fim de todos os séculos e chegaram ao início de todos os outros, com os mesmos propósitos. Sua tradição é sempre atual, o antigo e o novo no Yoga se confundem no presente de todas as gerações. Nada é mais antigo que o Yoga. Também, nada é mais presente do que ele.

Em todas as épocas, os homens sempre contaram a história utilizando-se de mim, o Tempo. Agora se dá o contrário. Eu, o Tempo, vou contar a história utilizando-me dos homens, e nada mais agradável para mim que começar falando de vocês, através do Yoga e consequentemente dos yogues, o que será um grande prazer.

Nada é mais antigo na história dos homens, com suas lendas, do que a história da Índia. Eu digo isso de cátedra, porque a tudo vi acontecer. Não se esqueçam de que sou o Tempo. Façam uma experiência, procurando recordar um fato histórico bem antigo. Por exemplo, a história do Egito com suas pirâmides, inserida e mesclada em um conjunto de história de outros povos, ao longo da própria história, não consegue ser mais antiga. Antes de pouca coisa ter acontecido ou se formado, a Índia, há muito, já existia. Sua história tão exótica e tão antiga se insere no passado e, junto com ela, o Yoga e os yogues. Não se pode separar a história da Índia dos yogues, nem o Yoga da história da Índia. Não se pode separar o Yoga do tempo, nem o tempo do Yoga.

Por volta de 5.000 a.C., conforme apregoam estudiosos e historiadores, o povo da Índia foi se formando na esteira dos rituais religiosos, comuns ao ser humano primitivo. Mais do que os outros, sua vocação para o divino sempre norteou desde cedo o itinerário de sua busca. Determinado nessa procura, sempre foi um povo obstinado em seus propósitos e deveres. Como técnica de trabalho, utilizavam-se da meditação como canal para entrarem em contato com as divindades e, através dela, chegaram a níveis bem elevados do estado da consciência.

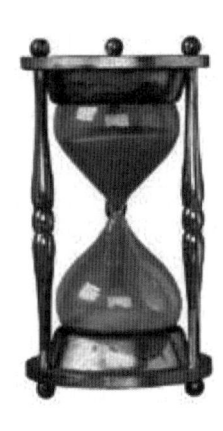

Ao longo de alguns punhados de séculos seguintes, cresceram e espalharam-se por várias regiões do Vale do Indo. Após a invasão ária, em torno de 2000 a.C., acabaram, mais tarde, de forma lenta e gradual, por misturar sua cultura à dos conquistadores, independentemente das restrições impostas pela separação de castas. Os yogues eram vistos, dentro da sociedade, como pessoas especiais, e muitos os consideravam santos. Eram respeitados e podiam vir de quaisquer castas, formando, à parte, um dharma (lei) de exceção. Com o florescimento do Vedismo, religião que conduziu a maioria das expressões culturais do povo hindu, o Yoga tornou-se parte integrante dele.

Após a passagem de várias gerações, diante de acontecimentos como o surgimento das escolas filosóficas, as divergências dos pensamentos budista e jainista, contrárias aos fundamentos da tradição védica, a elitização dos ritos sacrificiais que norteavam os cultos religiosos, o Vedismo começa a declinar, moldando-se à luz de uma nova religião: o Hinduísmo. Em um espaço de tempo ao redor de cinco a seis séculos antes de Cristo e aproximadamente dois depois dele, o Yoga, com tendência religiosa, começa a perder fôlego, influenciado principalmente pela corrente shivaísta, em detrimento à tendência bhakti, devocional e mística.

Presente no bojo das escolas filosóficas e na tendência científica de suas práticas, o Yoga se firma como uma força de peso no contexto da cultura e da tradição indianas, fortalecida essa tendência ainda mais através do Yoga Clássico por meio dos Yoga Sutras.

Mudanças, transformações e criações foram sendo acrescidas ao longo dos anos e séculos que se sucederam. Como uma grande árvore, com seu passado e propósitos armazenados na memória, manteve-se robusta, e de seu tronco outros ramos foram brotando à luz da tradição, sem agredir o cerne de sua história; e com eles foram surgindo nomes de grandes divulgadores, pesquisadores, pensadores e mestres yogues; e nesses 5 mil ou mais anos de existência, eis que o Yoga chega à era contemporânea, com toda a sua força e pujança.

E assim como a VIDA, igualmente o TEMPO se incorpora ao nome deste livro: *Yoga, a Vida, o Tempo.*

Jeovah de Assis Pinheiro

Parte I

ASHTANGA-YOGA

*"Quem faz o que deve fazer, e não depende dos frutos de sua ação,
é um sábio e um santo – mas não é sábio nem santo quem apenas
acende a chama do sacrifício ritual
e se recusa a trabalhar pela grande obra."*

Bhagavad-Gita

Dentro da visão do Yoga clássico existem oito etapas, conhecidas como Ashtanga-Yoga, que conduzem à autorrealização: encontro consigo mesmo, encontro com o outro, encontro com Deus, que é o Samadhi.

Ashtanga-Yoga compreende os "oito membros" do Yoga, e apresentam-se nesta ordem:

Primeiro	Yamas	Refreamentos
Segundo	Niyamas	Autodisciplina
Terceiro	Asanas	Posturas corporais
Quarto	Pranayama	Controle do prana
Quinto	Pratyahara	Controle dos sentidos
Sexto	Dharana	Concentração
Sétimo	Dhyana	Meditação
Oitavo	Samadhi	Iluminação, União

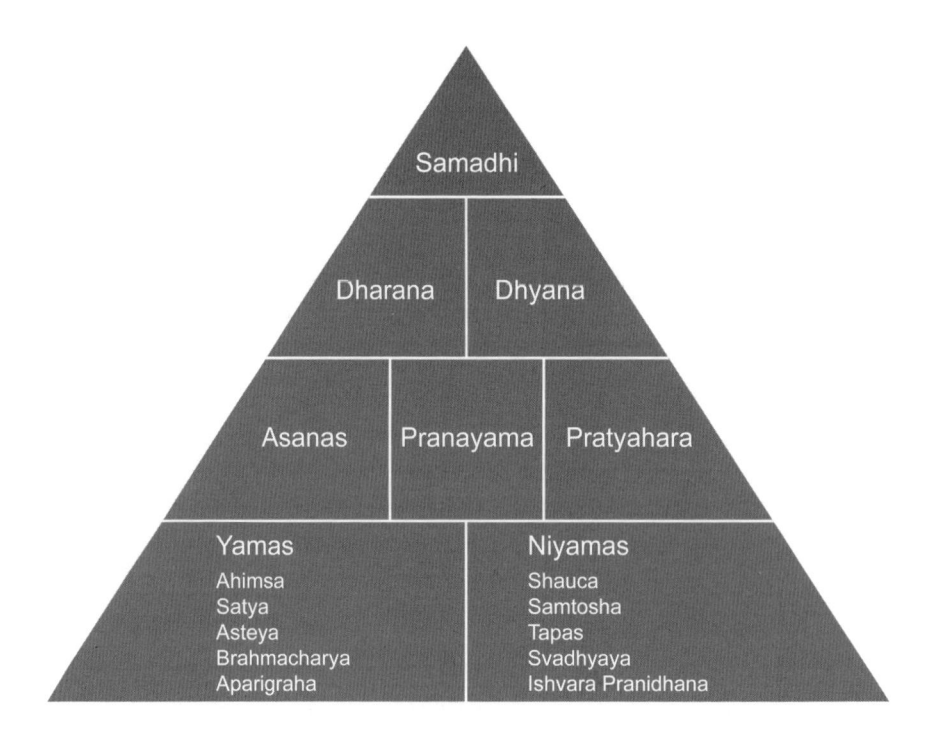

```
                    Samadhi
              Dharana    Dhyana
        Asanas   Pranayama   Pratyahara
        Yamas              Niyamas
        Ahimsa             Shauca
        Satya              Samtosha
        Asteya             Tapas
        Brahmacharya       Svadhyaya
        Aparigraha         Ishvara Pranidhana
```

Os Yamas e Niyamas formam a base moral do Yoga, seu alicerce.

Os Asanas, Pranayamas e Pratyahara são técnicas de controle do corpo.

Dharana e Dhyana formam o núcleo interno do Yoga. São técnicas de concentração e meditação.

Samadhi é o objetivo último do Yoga, a iluminação.

YAMAS

*"Dê o primeiro passo na fé.
Você não precisa ver a escada inteira. Apenas dê o primeiro passo."*

Martin Luther King Jr.

A palavra "Yama" significa "refrear", "dominar", "subjugar".

Abrange tudo aquilo que não se deve fazer. São proibições, formas de conduta que se deve evitar; são atitudes negativas e se aplicam à vida exterior, à vida social. São comportamentos que se deve ter para não prejudicar os outros, a natureza e, tampouco, nós mesmos. São refreamentos para estarmos em harmonia com o mundo e com o próprio universo.

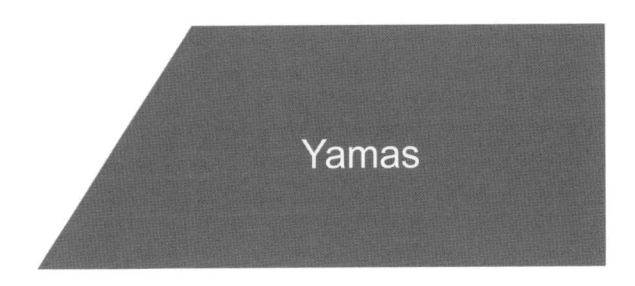

São cinco etapas:

AHIMSA – Não violência.
SATYA – Verdade.
ASTEYA – Não roubar.
BRAHMACHARYA – Autocontrole.
APARIGRAHA – Desapego.

AHIMSA

"Divergência de opiniões não deve jamais ser motivo para hostilidade; se assim fosse, eu e minha mulher seríamos inimigos jurados um do outro."

Gandhi

A primeira etapa dos Yamas é o Ahimsa, que significa não violência, não matar.

No Ahimsa, o matar não é só na ação, é também na intenção e no pensamento. É toda violência praticada no cotidiano. Até a violência pessoal, ou seja, aquela que o ser humano pratica a si mesmo. E mais a violência praticada contra os outros e a violência contra a Natureza.

Ahimsa, pois, é estado de interação consigo mesmo, com o outro, com a natureza.

E como somos violentos conosco!... Como nos julgamos, criticamo-nos e não nos amamos. Quanta violência também praticada com o próximo! Quanta falta de compaixão! É preciso que evitemos pensar mal dos outros, não julgar, não insultar, não desejar mal a ninguém, seja através do pensamento, da palavra ou da ação. Quantos pensamentos ruins passam na mente das pessoas!... Existem aquelas que até desejam a morte de inimigos ou imaginários inimigos, ou, no mínimo, que eles sejam malsucedidos.

Gandhi baseou sua vida no Ahimsa. Na luta pela independência da Índia, ele pedia aos indianos que não agredissem fisicamente os ingleses nem pensassem mal deles.

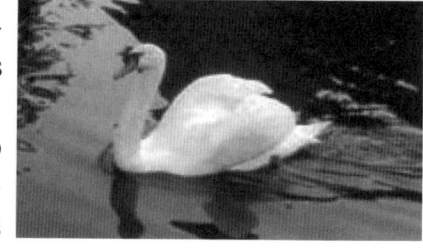

Com essa atitude, naqueles momentos de tanto sofrimento, de tanta agressividade, Gandhi, muitas vezes fazendo até greve de fome, estava nada mais nada menos que ensinando o Ahimsa aos indianos, sacrificando-se para evitar situações de violência.

Certa vez disseram a um general inglês: "Por que você não manda matar Gandhi?". Ele respondeu: "O que eu posso fazer quando esse homem começa a orar?!".

Vamos analisar primeiro a violência em relação a nossa própria vida.

São inúmeros os pensamentos ruins que alimentamos. São intermináveis diálogos internos que nos deixam tristes, magoados, nervosos, com medo, ansiosos, depressivos.

Há uma frase que exemplifica bem a violência que alguém pratica consigo mesmo: "O mal que me fazem não me faz mal. O mal que me faz mal é o mal que me faço, porque me torna um homem mau".

Observe seus pensamentos e veja o efeito que eles têm sobre você!

O Yogue Ramachacara dizia: "O pensamento cura, mas também adoece. Salva, mas também mata. Se tivesse consciência disso, o homem temeria seus próprios pensamentos".

Perceba a forma como você age consigo mesmo e verá que é desse mesmo jeito que você age com os outros. É como se fosse um reflexo.

Lembre-se de que a não violência, em primeiro lugar, tem de ser praticada em relação a nós mesmos. Se me critico muito, se me reprimo, se estou sempre a me julgar, se não respeito meu limite, se não me amo, como posso amar o outro e respeitar seu limite, não julgá-lo, não reprimi-lo, não criticá-lo?... Daí por que Ahimsa primeiro tem de ser vivenciado, assimilado e praticado visando a nós mesmos.

É importante pensar antes de agir e, ao agir, colocar-se no lugar do outro. Ter compaixão e compreender que fazemos parte de tudo e de todos, que colhemos o que plantamos. Se só plantamos espinhos, não vamos querer colher rosas! É a lei de causa e efeito.

No Sermão da Montanha, Jesus nos diz: "Bem-aventurados os misericordiosos, porque alcançarão a misericórdia". Essa misericórdia a que Jesus se refere deve começar em nós. Devemos estar atentos ao nosso estado emocional, observando atentamente nossos sentimentos negativos como se eles fossem um estágio ainda imperfeito que precisamos mudar.

A prática do Ahimsa ajuda a alertar as pessoas sobre a violência que se comete no dia a dia, muitas vezes por ignorância, medo, ambição ou para proteger de todo modo interesses egoísticos. Para vencer esses impulsos é preciso dominá-los, reorganizando nossos pensamentos e nossas atitudes. E, por fim, a violência contra a Natureza, de que hoje já colhemos frutos amargos, com a poluição da água, do ar e consequentemente dos alimentos. E assim abrangeremos os três aspectos citados da violência: contra si mesmo, contra o outro e contra a Natureza.

A história seguinte mostra-nos como podemos ser violentos não só por meio da agressão física, como também de pensamento e intenção.

Certa vez, um homem estava viajando e, ao entardecer, pediu abrigo em uma rocinha à beira do caminho. O proprietário disse que não tinha condições de abrigá-lo porque sua mulher, havia 24 horas, encontrava-se em trabalho de parto e não estava conseguindo ter a criança. O viajante então lhe disse: "Tenho uma oração muito forte que, com certeza, irá ajudá-la, porém o senhor terá de me dar abrigo esta noite, comida e ainda capim para meu cavalo. Só tem uma condição a mais: a oração ficará embaixo do travesseiro da mulher e só será lida quando eu for embora". O homem foi conversar com a esposa e decidiram hospedar o viajante. Pouco tempo depois de colocar a oração embaixo do travesseiro da parturiente, a criança nasceu... No dia seguinte, depois de um bom café, o hóspede foi embora. Aí, então, foram ler a oração que dizia assim: "Comendo eu e meu cavalo alazão, pouco me importa que a mulher morra ou não".

Satya

> *"A palavra que tu enuncias é teu algoz.*
> *A palavra que tu calas é tua escrava.*
> *Aquilo que a gente não disse é nosso, mas o que a gente fala é nossa medida."*
>
> Provérbio árabe

"Satya" significa verdade, veracidade, autenticidade e exatidão.

Satya deve ser praticado junto ao Ahimsa, ou seja, falar a verdade sem ferir o outro. Abstrair-se de mentir não quer dizer que a verdade deve ser dita de qualquer forma, daí o porquê de Satya e Ahimsa caminharem juntos. A verdade deve ser usada com discernimento, clareza e cuidado para não maltratar o outro. Muitas vezes dizemos: "Eu sou autêntico, falo o que sinto, falo a verdade, doa em quem doer". Essa verdade pode ferir o próximo e passa a ser agressividade. É a verdade que convém a quem a pratica, de modo geral sem discernimento, cuidado e compaixão pelo outro. É indispensável que se saiba apresentar a verdade.

A verdade não é destrutiva nem dominadora.

O fundador do estoicismo, Zenão (333-264 a.C.), dizia: "A natureza nos deu dois ouvidos e apenas uma boca, isso para que ouvíssemos mais e falássemos menos".

Jesus disse: "Conhecereis a verdade e a verdade vos libertará". Essa verdade deve ser conhecida dentro de si mesmo, porém não somente através do que você fala. Sua vida deve se basear na verdade. É aí que se localiza a dificuldade, porque primeiro você tem de ser verdadeiro, e para ser verdadeiro consigo mesmo tem de se conhecer, conhecer o que se passa com sua mente, com seus pensamentos. Você precisa conhecer o lado sombra para ser trabalhado – sem culpa e sem julgamento –, projetando sua luz nessas atitudes negativas. Aí, sim, ficará mais fácil tornar-se verdadeiro para com o outro. Você passará a usar a palavra com discernimento e saberá dizer a palavra certa na hora certa, evitando causar discórdia, constrangimento. Você passa a expressar a verdade, Satya, com Ahimsa, sem causar situações desagradáveis, sem ferir, sem machucar, com clareza, com cuidado sem nada omitir.

Estas duas histórias exemplificam bem como usar a verdade:

A primeira é a forma como você diz a verdade.

Conta-se sobre um rei que teve um sonho no qual perdera os dentes. Ele ficou impressionado e pediu a um intérprete de sonhos que o decifrasse. O intérprete disse-lhe: "Majestade, esse sonho significa que vossa família inteira vai morrer". O rei não gostou e mandou que levassem aquele homem dali e lhe fossem aplicadas cem chibatadas e que lhe trouxessem imediatamente outro adivinho. O novo intérprete, depois que o rei lhe contou o sonho, disse-lhe: "Meu rei, Vossa Majestade será o único sobrevivente de sua família". O rei deu-se por satisfeito e mandou que lhe dessem cem moedas de ouro. Quando o homem que tomou as chibatadas soube do ocorrido com seu colega, achou que ele havia mentido para o rei, já que a interpretação do sonho não podia ser diferente daquela que fizera. Aí foi perguntar ao colega o que havia acontecido. O outro intérprete então lhe disse: "Eu falei para o rei que ele seria o único sobrevivente de sua família".

Perceberam a diferença? A morte era da família e não do rei. O intérprete não mentiu, a verdade é que foi dita de uma forma cuidadosa.

A segunda história é sobre como a mentira deve ser evitada.

Era uma vez duas famílias amigas e vizinhas, cada uma com um filho ainda criança. Certo dia, os meninos resolveram que queriam um animal de estimação. Um queria um pastor-alemão e o outro, um coelho.

Os pais ficaram preocupados de que o cachorro pudesse vir a matar o coelho e, em consequência, o fato a abalar a amizade das crianças. Diante da insistência dos meninos, compraram os animais bem pequenos, abriram a cerca que separavam os quintais para que os animais fossem criados juntos.

O pastor e o coelho ficaram amigos.

Um dia, a família que era dona do coelho resolveu passar o domingo fora e pediu que os vizinhos cuidassem do animal.

Na hora do almoço, a família estava reunida, quando aparece o cão com o coelho na boca, morto, todo sujo de terra. Todos ficaram preocupados com a situação, bateram no cão, tomaram-lhe o coelho e ficaram pensando como fariam para evitar problemas. Resolveram, então, dar um banho no bicho e deixá-lo na casinha dele todo arrumado como se nada tivesse acontecido.

À noite, os donos do coelho, apavorados, bateram na porta dos vizinhos para saber o que havia acontecido com o animal. E estes responderam:

– Não sabemos! Ele passou o dia todo brincando e bem... Mas o que aconteceu mesmo?...

– Hoje, bem cedo, antes da viagem, fomos nos despedir do coelho e o encontramos morto. Então o enterramos no quintal e, como era muito cedo e vocês estavam dormindo, não pudemos avisá-los. Agora o encontramos todo arrumado em sua casinha!...

É isso aí!... A mentira tem pernas curtas!

Asteya

> *"Se o homem se limitasse a querer ser feliz,*
> *conseguiria com a maior facilidade do mundo;*
> *o erro é querer ser mais feliz do que os outros,*
> *isso se torna difícil porque os outros*
> *sempre nos parecem mais felizes do que realmente são."*
>
> Autor desconhecido

"Asteya" significa essencialmente não roubar. Aí se incluem: não desejar o que pertença a alguém, não plagiar, não dificultar oportunidades dos outros, não tirar a paz do próximo, não trair a confiança de alguém, não se aproveitar dos outros ou das situações, não querer acumular bens que não usa – é bom lembrar sempre que tudo é transitório, estamos aqui de passagem, que nada temos, não somos donos de nada, nem de nossa própria vida, e que ao morrer nada levamos, pois caixão mortuário não tem gavetas.

Asteya está relacionado com invejar os bens alheios. É um sentimento que nos envenena, envenena o outro e envenena o ambiente.

Quando alguém tem o desejo malévolo de usufruir bens e situações que pertencem a outrem, ou de possuir tais acervos, negando sua verdadeira propriedade, vem a intenção de roubo. Ora, roubo é uma violência contra a pessoa que foi roubada.

Jesus nos fala, na parábola dos talentos, como é necessário desenvolvermos nossos dons, e para isso é preciso que nos empenhemos com afinco. Conta ele, em Mateus, 25, 14-30: "Certa vez um homem ia viajar para o estrangeiro e entregou seus bens aos empregados. Ao primeiro deu cinco talentos, a outro, dois e a um terceiro, um: a cada qual de acordo com a própria capacidade. Em seguida, viajou. O empregado que recebeu cinco talentos trabalhou com eles e lucrou outros cinco. Do mesmo modo, o que havia recebido dois lucrou outros dois. Mas aquele que havia recebido um só, saiu, cavou um buraco na terra e escondeu o dinheiro. Depois de muito tempo, quando o patrão voltou, foi ajustar as contas com os empregados. O empregado que recebeu cinco talentos entregou mais cinco ao patrão. O que recebeu dois talentos também entregou o dobro e o patrão os gratificou porque eles foram fiéis na administração, fazendo crescer o que lhes fora entregue. O empregado que recebeu um talento devolveu o mesmo talento, pois teve medo de arriscar. O patrão mandou que lhe tirasse o talento e o entregasse ao que tinha dez e o expulsou, chamando-o de servo mau e preguiçoso, e disse: 'A todo aquele que tem será dado mais e terá em abundância, mas aquele que não tem, até o que pensa possuir lhe será tirado'".

Essa parábola de Jesus nos fala que estamos aqui para crescer, para fazer valer os dons que nos foram dados. Quando não aproveitamos nossos talentos, passamos a invejar as pessoas que fizeram algo que nós poderíamos ter feito e que não fizemos por preguiça, por falta de iniciativa, por acomodação.

Foi isso que Jesus quis nos mostrar nessa parábola.

Quem viaja por nossas estradas, com certeza já viu mensagens dessa natureza em paralamas de caminhões: "Não me inveje, trabalhe".

Portanto, quem desenvolve seu talento costuma ficar alegre quando seu irmão, amigo ou colega consegue desenvolver suas habilidades, seus talentos.

Brahmacharya

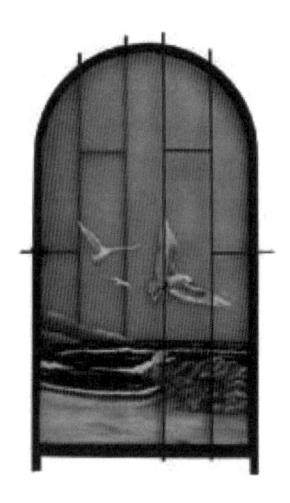

"Satisfazer os desejos sensoriais não pode satisfazer você, porque você não é os sentidos. Eles são apenas servos seus, não seu self."

Yogananda

"Brahma" significa Deus e "charya", ação. Brahmacharya quer dizer mover-se em Brahma, caminhar com Brahma. Viver no sagrado, referindo-se a um período da vida do homem em que ele deveria se dedicar ao divino, mantendo o celibato, o estudo dos Vedas e a meditação.

Brahmacharya significa autocontrole. Controle dos impulsos e dos hábitos. Recomenda o uso do sexo com discernimento, lembrando que nosso corpo é o templo em que habita a centelha divina. Por isso mesmo devemos amar e respeitar esse templo e cuidar bem dele.

A abstenção sexual temporária fortalece o corpo, dando-lhe vigor.

O yogue, quando se abstém do sexo, não é porque pretende ser puro e casto, mas para aumentar seu potencial energético e sua concentração mental. O yogue insere o sexo em uma dimensão bem mais ampla e elevada.

Brahmacharya, portanto, não tem caráter moralista e sim altruísta.

Deus não criou nenhuma moral, por isso Jesus disse: "Deus dá o sol e a chuva para os bons e para os maus". Para Deus não existe dualidade, e esse é o princípio do Yoga.

Brahmacharya é controle no comer, no beber, no falar, no dormir, na mente. É equilíbrio nos hábitos, discernimento dos limites, autocontrole, atitude consciente com relação ao sexo.

Yama significa controle dos sentidos e não supressão.

Alberto Lohmann dizia: "Não te preocupes com o que tens, muito menos com o que és, faze nascer, em cada dia que te é ofertado, a beleza de tua existência".

A santidade vem do coração, das ações, do caráter e não do sexo, a vida existe através do sexo, daí o sexo ser divino e não obstáculo para a evolução espiritual.

Conta-se que dois monges iam passando por uma rua quando viram uma moça bonita, bem vestida, sem saber como pular uma poça d'água para não sujar o vestido e os sapatos. Um dos monges então colocou a moça no colo e atravessou a poça. À noite, o outro monge disse-lhe: "Você não sabe que é proibido um monge conversar com uma moça na rua, como então você a colocou no colo?". O monge respondeu: "Eu a coloquei e a tirei do colo assim que atravessei a poça. Quem continua com ela no colo é você!".

Aparigraha

"Certa vez, um assaltante disse para um homem: Ou dinheiro ou a vida? E o homem respondeu: Bem, é melhor você me tirar a vida, porque preciso desse dinheiro para a velhice."

Autor desconhecido

"Aparigraha" significa ausência de ganância, desapego, não possessividade, não cobiçar, não acumular, não ser escravo do que possui.

Aparigraha se refere ao sentimento de posse, ao apego em relação às pessoas e às coisas. Como nos apegamos facilmente às coisas, às situações, às profissões, ao *status*, às pessoas, e quanto sofrimento é gerado por isso!

Devemos sempre lembrar que tudo que temos é emprestado pela Natureza e a ela será devolvido. Veja o apego que temos às pessoas que amamos, chegamos até a usar o pronome possessivo para nomeá-las, meu filho, minha mulher, meu marido, meu amigo.

É-nos prejudicial o fato de nos apegarmos aos nossos medos, aos nossos ressentimentos, às nossas culpas, às relações afetivas.

Não somos donos de nada, nem de nossa própria vida, então para que tanto apego? Esta frase popular é um bom exemplo: "Para que tanta lida, com tão pouca vida?".

Nosso apego tanto é a coisas como a pessoas. Há casos em que ficamos dependentes delas.

Muita gente é tão inebriada por bens materiais que até adoece quando sofre uma perda, desespera-se, perde a motivação de viver, entra em depressão. Dá para perceber como o apego nos prende e aprisiona também o outro!

Por isso estamos sendo sempre desafiados por necessidades de desapego de coisas, de pessoas e de situações.

Buda dizia: "A causa de todo sofrimento é o apego".

Devemos estar atentos às nossas reações quando perdermos qualquer coisa, lembrando-nos de que nada há de permanente no Universo. As pessoas, por não saberem lidar com as perdas da vida, não aceitam esses momentos. Algumas entram em depressão e buscam o caminho aparentemente mais fácil: tomar medicamento. Então, tomam remédio quando acordam e dizem que é para aumentar a energia. Quando vão dormir, tomam outro remédio, dessa vez para dormir, para ter sono, para baixar a pseudoenergia, e assim vão se acostumando a buscar soluções imediatas.

A saúde, a vida, a felicidade, os bens materiais, as relações, tudo muda, tudo é instável. Na idade das pessoas mais vividas fica bem fácil observar isso. Quando passamos muito tempo sem rever um amigo, em um belo dia o encontramos percebemos a mudança! A velhice chegando, a energia enfraquecida, os cabelos brancos, os traços de jovialidade em declínio. A conversa também já é outra: "Seus filhos já se casaram?... Já tem netos?... Já se aposentou?... Como está a saúde?... Você soube que fulano morreu?...".

É assim mesmo. Devemos sempre lembrar que não existe segurança para nada e de nada também temos certeza. Quando vamos dormir, não sabemos se acordaremos. Todos têm lembranças de pessoas queridas que foram dormir e não mais acordaram.

Quantas viagens sonhadas e sem retorno!...

Certa vez, um mestre disse ao discípulo: "Seu problema é que você pensa que tem tempo e, na verdade, não sabemos quanto tempo temos".

Só a partir da aceitação da impermanência é que nossa caminhada poderá tornar-se leve, mais alegre e menos sofrida.

Era uma vez um fazendeiro muito apegado às coisas materiais. Embora a fazenda fosse bonita, com objetos de valor, ele comia mal, pagava pouco aos empregados, vivia havia muito tempo com uma mulher e não queria casar-se para que ela não herdasse seus bens.

Todas as sextas-feiras ele ia à cidade para fazer transações bancárias e só voltava à tardinha. Nesse dia, a mulher aproveitava para comer bem com os empregados. Matava galinha e fazia uma bela cabidela, matava pato e fazia um bom ensopado e quando ele chegava não encontrava mais nada.

Um dia ele foi à cidade e, às 11 horas, o banco fechou, pois o prefeito acabara de morrer.

Ao chegar à casa, antes da hora, o banquete estava pronto. O susto foi tão grande que o pobre "rico" homem enfartou. Aí, quase sem poder falar, pediu que chamasse o juiz de paz. Na presença da autoridade, ele só conseguia dizer: patos, cabidelas e tudo, porém o juiz não entendia e pediu à mulher que traduzisse. A mulher então afirma: "Ele quer passar tudo em meu nome e está dizendo 'pratas, cabedais e tudo'". O juiz diz: "Sendo assim, tudo agora é seu". O marido agonizante, ao ouvir tal sentença do juiz, não aguentou mais e foi deveras a óbito.

NIYAMAS

Oração
*"Ó Deus, ajudai-me a obter uma vitória sobre mim mesmo,
pois é difícil conquistar a si próprio –
embora quando essa vitória se dá, tudo esteja conquistado."*

Vamos falar sobre o segundo anga, Niyamas, completando dessa forma a base, o alicerce do Yoga. Não foi por acaso que Pantajali os colocou antes de todos os outros angas.

Muitos de vocês já tiveram a experiência de construir uma casa. Sabem quanto tempo, dinheiro e trabalho são gastos para fazer o alicerce, embora essa parte da casa ninguém veja. Mas sem um bom alicerce a casa não se sustentará por muito tempo.

Os Niyamas são regras de vida, autodisciplina, são atitudes positivas, é aquilo que devemos fazer para estarmos de bem conosco e consequentemente com os outros e com o mundo. É uma disciplina interna, é a paz consigo mesmo.

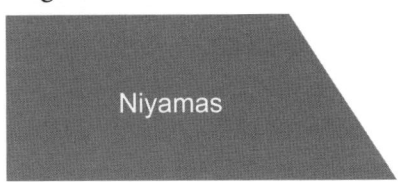

Niyamas

São cinco etapas:

SHAUCA
SAMTOSHA
TAPAS
SVADHYAYA
ISHVARA PRANIDHANA

Shauca

"Bem-aventurados os puros de coração, porque verão a Deus."
Mateus, 5:8.

A palavra "Shauca" significa pureza do corpo, da mente e das ações. É a pureza física, emocional e mental.

A pureza física ou do corpo é feita por dentro e por fora, através de banhos, de asanas, de kriyas, de pranayamas, de uma alimentação saudável e de bons hábitos de vida.

Vamos falar de uma coisa bem simples: o banho.

Pelo banho, nosso corpo é renovado, limpo, revitalizado, relaxado. Nossos poros são limpos, facilitando que nosso corpo respire melhor, através da pele. Quantas vezes dizemos: "O que eu mais quero agora é um banho". Realizado o desejo, logo depois nos sentimos novos.

Os asanas purificam nosso corpo, nosso sistema nervoso, nossos órgãos, nosso cérebro, nosso sangue, nossas articulações, nossa energia.

Os kriyas agem como limpeza das vias respiratórias, de nossos intestinos, estômago, língua e fossas nasais.

Os pranayamas atuam ao mesmo tempo na pureza do sangue e da mente.

A alimentação saudável é também importante para manter nosso corpo puro.

E nos bons hábitos estão inseridos: manter um sono saudável, evitar qualquer droga, inclusive o cigarro, vestir-se adequadamente com relação ao conforto, ao clima, ao ambiente, manter boas relações, evitar o estresse, etc.

Constata-se a pureza emocional quando a pessoa fica atenta aos pensamentos, compreendendo que em sua maioria eles são desnecessários e às vezes nocivos. Deve-se sempre procurar manter a mente livre de ódios, mágoas, ressentimentos, cobiça, culpa, maldade, inveja e manipulação.

Estar atento ao que se passa na mente, compreendendo que a mente gosta de complicar tudo, pois ela não gosta de coisas simples, está sempre oscilando, está sempre insatisfeita. Ela briga, reclama, queixa-se, porém você não é o escravo e sim o senhor de sua mente. Aceitar a vida como é, tirar das adversidades novos aprendizados. Valorizar suas conquistas e deixar de reclamar o que lhe falta.

Perceba como suas ações podem afetar a saúde física, emocional, mental e espiritual.

Jesus nos disse: "Bem-aventurados os puros e limpos de coração, porque verão a Deus". É por intermédio da pureza de nossa mente que podemos purificar nosso coração e sentir a presença de Deus.

"Certa vez uma mulher recebeu um lindo buquê. Ela teve de procurar por algum tempo um jarro para pôr as flores, porque a casa estava muito bagunçada. Porém, o jarro estava sujo. Aí ela lavou o jarro e arrumou as flores. Ao colocar o jarro na mesa, viu que a toalha estava suja. Ao substituir a toalha, observou que a mesa estava cheia de poeira. Pegou um espanador e outros materiais necessários e a deixou limpa e brilhando. Foi então que se deu conta de que havia uma bela mesa, com lindas flores, numa sala suja e desarrumada. Assim, pôs mãos à obra, e prosseguiu até que toda a casa estivesse limpa e bonita."

É dessa forma que devemos fazer com nosso corpo, com nossas emoções e com nossa mente.

Samtosha

Hino escrito em sânscrito – Saudação da Aurora
"Cuide bem deste dia!
Pois ele é vida, o melhor da vida.
Em seu breve curso estão todas as variantes e verdades da existência;
A alegria do crescimento, a glória da ação, o esplendor da beleza,
pois ontem não passa de uma lembrança,
e o amanhã é apenas uma visão;
Mas hoje bem vivido faz cada ontem uma lembrança de felicidade
e cada amanhã uma visão de esperança.
Portanto, cuide bem deste dia."

A palavra "Samtosha" significa contentamento.

Esse contentamento é interno e está relacionado com a gratidão, com a alegria de viver. O contentamento gera alegria, uma pessoa alegre é uma pessoa feliz. A felicidade não está esperando por você em algum lugar. Ela não depende de fatores externos nem de grandes acontecimentos, pois ela está dentro de você. Então, busque a alegria em tudo que você faz, na companhia do momento e no lugar onde você estiver. Valorize o que você tem e encontre satisfação nas pequenas coisas, lembrando-se de que a vida é feita justamente de pequenas coisas e que a alegria que depende de fatores externos é impermanente.

Dentro de nós existem sempre muitos motivos que podem nos dar contentamento e prazer. Por exemplo, a alegria em acordar de manhã, caminhar, cuidar da higiene do corpo! Uma pessoa que durante muito tempo tenha ficado sem poder andar, a depender dos outros para tudo, até da higiene pessoal, de seu café, há de ser alguém que acha de fato maravilhoso ela mesma poder fazer essas pequenas coisas que apenas na aparência são pequenas!

Mas será preciso passar por sofrimentos para aprender a acordar alegre, feliz e agradecido?

Abra a janela de seu quarto quando se levantar e receba a luz do sol, do novo dia. Peça as bênçãos divinas e agradeça a Deus pelo novo dia.

Sinta a alegria de poder sentar-se à mesa e tomar um café "da hora", comer um pão quentinho! Fique alegre por sua saúde, pelas pessoas que estão ao seu lado, por sua casa, seu trabalho. Veja felicidade em abrir o chuveiro e deixar a água banhar você! Perceba a noite chegando, as estrelas, a lua. Desenvolva essa capacidade de valorizar todas essas coisas.

Certa vez, um general sírio foi procurar um profeta, em Israel, para se curar de lepra. O profeta mandou que ele se banhasse no Rio Jordão sete vezes. O homem ficou indignado e disse ao servo que o acompanhava: "Existem rios melhores em meu país e por que eu tenho de me banhar no Rio Jordão?... Pensei que esse profeta fosse impor as mãos sobre mim e curar-me!".

O servo disse ao general: "Senhor, se o profeta lhe tivesse dito para fazer algo difícil, o senhor teria feito! Mas ele pediu uma coisa simples e fácil e o senhor não acreditou".

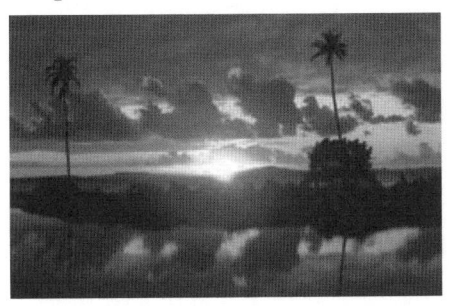

A vida ensina que não se deve imaginar que grandes coisas sempre estão à nossa espera. A grande alegria, na verdade, está mais relacionada às pequenas coisas do dia a dia. Torne-se uma pessoa alegre, feliz. Só assim você vai se sentir bem em sua companhia. Deixe de buscar a perfeição no mundo, a Terra não é o paraíso; nosso planeta Terra é o jardim de infância da galáxia, eis o porquê de as coisas aqui serem imperfeitas, de não existir felicidade completa, porque tudo nesta vida ainda precisa ser melhorado. Então, não busque o ótimo, busque o bom, assim será mais fácil você ser feliz. Aprenda a agir com serenidade diante das dificuldades da vida, dessa forma será mais fácil você viver contente.

Seja mais flexível. A vida passa rápido. Muito rápido mesmo, o contentamento e a alegria tornam a vida mais leve, mais plena, mais feliz.

Aprenda a não se comparar com os outros, estabeleça uma comparação de sua vida atual com sua vida passada, veja se você está melhor, igual ou pior. Se estiver melhor, lembre-se de agradecer; se estiver igual, avalie se você está satisfeito ou se dá para melhorar; se estiver pior, observe se você falhou ou se desistiu de tentar.

Muitas vezes não somos felizes no presente, no aqui e no agora, porque estamos nos culpando por aquilo que fizemos de errado no passado ou por aquilo que deixamos de fazer, não analisamos que naquela época fizemos o melhor que podíamos, pois não tínhamos a capacidade de fazer diferente. A alegria – a satisfação – é um processo de união com a vida, consigo mesmo, com os outros, com o mundo. É uma maneira inocente de ver o mundo como fazíamos quando éramos crianças, vivendo o presente, achando graça nas coisas bem simples, sem se preocupar com o futuro. Por isso Jesus nos lembra de que só entraremos no Reino do Céu se nos tornarmos crianças.

Observando as crianças, podemos perceber como os adultos são tristes, amargos, rancorosos. Crianças reunidas são motivo de alegria. Adultos reunidos são troca de problemas.

Como é bom conviver com pessoas risonhas, alegres, bem-humoradas, fáceis de perdoar. Infelizmente há muita gente dizendo por aí que na vida atual não cabe mais isso, pois o espaço está sendo preenchido por queixa, tristeza, mau humor, má vontade, amargura, ressentimento, mágoa.

Era uma vez um homem que só via e realçava o mal em tudo que fazia. Quando ele partiu desta para melhor, "do lado de lá" havia um companheiro que não largava de seu pé e o acompanhou o tempo todo. Era um verdadeiro "mala", egoísta, pessimista, mal-agradecido, critiqueiro, mal-humorado e que só se sentia bem quando estava mal. Como o homem não o suportava mais, resolveu ir a um anjo e implorou: "Por favor, livre-me da companhia daquele sujeito, eu já não o aguento mais...".

O anjo, admirado e compadecido, respondeu: "Mas não há nenhum companheiro. Aqui só existe um sistema de espelhismo que faz com que cada um se veja e conviva com o que formou de si mesmo. Depende somente de você libertar-se dele. A vida é como se fosse um espelho. Os pensamentos, as crenças e os entusiasmos das pessoas são refletidos nesse espelho".

Aprenda a viver o presente, lembrando-se de que nada se pode mudar do passado nem se antecipar do futuro. A vida é agora, o passado já passou e o futuro você só poderá mudar no presente. Uma vez que a inconstância faz parte de nossa vida, devemos e precisamos viver com mais contentamento, leveza, alegria, aceitação. A Bíblia diz que a duração da vida do homem, aqui na Terra, é como a passagem de uma sombra. Vamos então fazer dessa passagem tão rápida algo mais belo, mais simples, com mais amor, lembrando-nos das palavras de Madre Tereza de Calcutá: "Nós não precisamos fazer grandes coisas, precisamos, sim, fazer pequenas coisas com amor".

Como estamos aqui de passagem, vamos aproveitar mais nossa estadia, pois é assim que fazemos quando viajamos: levamos pouca bagagem, não queremos nos envolver com problemas, escolhemos os lugares mais bonitos, sentimo-nos felizes, alegres, bem-humorados, rimos muito, procuramos aproveitar cada momento, pois sabemos que a viagem vai passar. E será que nossa viagem aqui na Terra também não vai passar?

Buda baseou seus ensinamentos na impermanência. Ele disse: "Quando se olha para o céu e a terra é preciso dizer: eles não são permanentes. Quando se olha as montanhas e os rios é preciso dizer: eles não são permanentes. Quando se olha a forma dos seres, seu crescimento, seu desenvolvimento, é preciso dizer: nada disso é permanente".

Jesus, de forma bela, nos falou como a preocupação nos tira a alegria:

A busca fundamental, Mateus, 6:25-33: "Por isso é que eu lhes digo. Não fiquem preocupados com a vida, com o que comer; nem com o corpo, com o que vestir. Afinal, a vida não vale mais do que a comida? E o corpo não vale mais do que a roupa? Olhem os pássaros do céu: eles não semeiam, nem colhem, nem ajuntam em celeiros. No entanto, o Pai que está no céu os alimenta. Será que vocês não valem mais do que os pássaros? Quem de vocês pode crescer um só centímetro, à custa de se preocupar com isso? E por que vocês ficam preocupados com a roupa? Olhem como crescem os lírios do campo:

eles não trabalham nem fiam, porém, eu lhes digo: nem o rei Salomão, em toda a sua glória, jamais se vestiu como um deles. Ora, se Deus assim veste a erva do campo, que hoje existe e amanhã é queimada no forno, muito mais ele fará por vocês, gente de pouca fé!".

Tapas

> *"Ninguém pode construir em teu lugar as pontes que precisarás passar para atravessar o rio da vida – ninguém, exceto tu, só tu."*
> Nietzsche

"Tapas" significa esforço sobre si mesmo, persistência, austeridade, autodisciplina, força de vontade.

Segundo Patanjali, Tapas fortalece e purifica o corpo, aumenta os sentidos, conduzindo o homem à perfeição. É como se fôssemos pedra bruta e com Tapas nos tornássemos pedras preciosas.

O Yoga exige esforço para disciplinar o corpo e a mente, porém é preciso ter força de vontade para superarmos as limitações desse corpo e dessa mente. Devemos lembrar que, assim como a mente interfere no corpo, o corpo interfere na mente.

Só por meio do esforço, da força de vontade, da determinação, da disciplina, da persistência, alcançaremos nossos objetivos de vida, e tudo isso é Tapas.

São muitas as pessoas que desistem de seus sonhos por falta de Tapas. Por que há pessoas que vencem e outras não? Segundo Elhim Root: "Os homens não falham, eles desistem de tentar". Alguém pode até argumentar que pode ser falta de sorte, razão maior para essa pessoa usar Tapas. É bom lembrar que "99% dos sucessos na vida são transpiração e 1%, inspiração". Todos nós conhecemos estas frases: "Quem madruga, Deus ajuda" e "Deus disse: faça por ti que eu te ajudarei".

As vitórias conquistadas são puramente Tapas.

Veja como é difícil para as pessoas abrirem mão de seus hábitos! Pergunte a um fumante o que ele precisa para parar de fumar. A resposta será: boa vontade, determinação, autocontrole, esforço, disciplina e persistência. Tudo isso é da área de Tapas. O trabalho dos Alcoólatras Anônimos é baseado em Tapas.

Não se pode criar o hábito de meditar sem se recorrer a Tapas.

A palavra Tapas vem do sânscrito "tap", que significa esforçar-se, arder, aquecer-se.

Só depois que você desenvolver sua força de vontade, sua autodisciplina, vencendo os obstáculos, purificando o corpo, a mente, você estará preparado para o encontro com o Senhor.

Conta-se que na Índia antiga vivia um jovem estudante muito inteligente e consciente de sua capacidade e que pertencia à primeira casta social. Desejoso de aperfeiçoar seus talentos e ser admirado por todos, começou a viajar buscando novos conhecimentos.

Aprendeu a fazer arco com um arqueiro, ensinaram-lhe a construir barco e conduzi-lo com maestria, tornou-se um grande construtor de casa e foi acumulando técnicas dos 16 países por onde passou.

Ao voltar para casa, orgulhosamente perguntou: "Quem no mundo é tão capaz como eu?".

Buda, que já o conhecia de nome, quis ensinar-lhe a mais nobre arte que ele não aprendera em suas viagens. Tornou-se um yogue e se apresentou ao jovem, que perguntou quem ele era. E Buda respondeu: "Eu sou um homem que é capaz de dominar seu próprio corpo. Como arqueiro, aprende-se a dominar suas flechas. Como piloto, a comandar o barco. Como engenheiro, a construir casa, mas sábio é aquele que controla a si mesmo".

SVADHYAYA

"No anseio da Luz, sentei-me aos pés dos mestres, consultei livros de sabedoria, visitei lugares santos e busquei por toda parte. Encontrei uma seta que apontava para mim mesmo e quando a busquei em meu íntimo, onde sempre havia estado à minha espera, ali a encontrei! Só depois dessa autodescoberta passei a ver a luz nos instrutores, nos livros e em todos os lugares."
James D. Freeman

"Svadhyaya" significa estudo de si mesmo. Quer nos fazer responsáveis. É o estudo da vida, é o estudo de Deus.

Abrange o estudo como um todo, desde o conhecimento intelectual ao conhecimento pessoal por meio da observação dos pensamentos e das emoções. É manter uma vigilância pessoal, procurar sempre se autoanalisar, fazer-se responsável pelos acontecimentos da própria vida, sem transferir para os outros seus erros e desventuras, e seguir pela busca intelectual, procurando aprender sempre e acompanhar a evolução do mundo. É o estudo do divino, do sagrado, de Deus, por meio dos textos sagrados, absorvendo conhecimentos que nos tornarão capazes de melhorarmos, de compreender que somos seres divinos, filhos de Deus. No Salmo 82:6, diz-se: "Sois deuses, sois todos filhos do Altíssimo".

Na Grécia antiga, no topo de um templo estava escrita a seguinte frase: "Homem, conhece-te e conhecerás o Universo e Deus".

Como eu posso me conhecer se não sei o que quero, se não sei o que realmente preciso, se não consigo nem mesmo ficar sozinho, pois não aprendi a gostar de minha companhia, se não cuido de mim, se nem mesmo me amo. Então, primeiro eu tenho de me conhecer, depois conhecer o próximo, depois conhecer o mundo à minha volta e só então poderei conhecer Deus. Esta é a definição da palavra Yoga: "União consigo mesmo, união com o outro, com o mundo e união com Deus".

Jesus disse: "O reino de Deus está dentro de nós". Ele também disse: "Onde está seu tesouro, aí estará seu coração". A grande dificuldade é que não buscamos nosso tesouro dentro de nós.

Conta-se que as minas sul-africanas foram descobertas por um viajante que estava sentado à porta de um casebre do chefe da aldeia. Ele viu os filhos desse chefe jogando umas pedrinhas que se pareciam com bolas de gude; curioso, pegou uma delas e reconheceu que era um diamante, então falou com o chefe: "Meus filhos também brincam com essas pedrinhas e chamam de bolas de gude. Eu posso levar algumas para eles? Eu lhe darei tabaco em troca". O chefe respondeu: "Seria até roubo eu aceitar tabaco em troca, pois temos milhares delas aqui, mas aceito qualquer coisa que me der".

O homem fez questão de dar o tabaco, foi para casa, vendeu os diamantes, voltou e comprou todas aquelas terras.

Aquelas pessoas pisavam em um tesouro e não sabiam. Nós também agimos assim. Temos o Reino de Deus dentro de nós e ficamos buscando esse reino lá fora ou, pior ainda, esperando encontrá-lo quando morrer, sem lembrar que somos seres divinos passando por uma experiência humana. Muitas pessoas nada sabem sobre si mesmas, morrem e não amadurecem nunca. Evitam entrar em contato com suas emoções, não percebem a dualidade dentro de si, têm medo de olhar seus medos, suas mágoas, culpas, ressentimentos, inveja, agressividade, e da mesma forma se esquecem de suas qualidades, às vezes dão a impressão de que são calmas, mas essa calma é superficial, sob essa superfície há uma corrente de tensão, de agitação, de preocupação. É preciso estar consciente dessas emoções para poder lidar com elas. Quantas vezes nós percebemos que precisamos mudar, porém estamos tão envolvidos com os outros, com seus problemas, que deixamos nossa vida de lado, e esses conhecimentos estão também no livro de nossa própria vida.

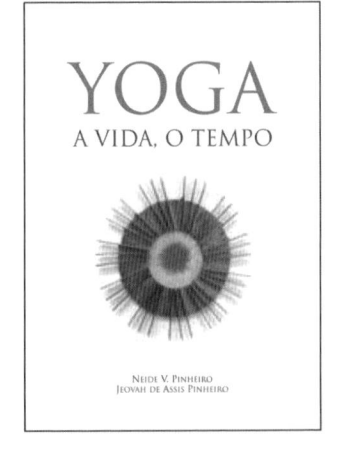

Krishnamurt diz uma frase que serve como exemplo: "É o conhecimento do obstáculo o fator que libera, e não o esforço para dele nos livrarmos. É só quando se compreende a própria limitação que nosso pensamento limitado deixa de existir".

Devemos buscar as respostas para nossos conflitos dentro de nós mesmos e assumirmos a responsabilidade por tudo que nos acontece.

"Os grandes antigos, quando queriam propagar altas virtudes, punham seus estados em ordem. Antes de seus estados, punham em ordem suas famílias. Antes de suas famílias, punham em ordem a eles mesmos. E antes de porem em ordem a eles mesmos, aperfeiçoavam suas almas, procurando ser sinceros consigo mesmos, e ampliavam ao máximo seus conhecimentos.

"A ampliação dos conhecimentos decorre do conhecimento das coisas como elas são, e não como queremos que elas sejam.

"Com o aperfeiçoamento da alma e o conhecimento das coisas, o homem se torna completo.

"E quando o homem se torna completo, ele fica em ordem. E quando o homem está em ordem, sua família também está. E quando sua família está em ordem, o estado que ele dirige também fica em ordem. E quando todos os estados estão em ordem, o mundo inteiro goza de paz e de prosperidade." (*Confúcio, 500 anos a.C.*)

Ishvara Pranidhana

"Porque em ti está a luz do mundo,
a única luz que pode ser projetada sobre o caminho.
Se és capaz de percebê-la dentro de ti, é inútil que a procures noutra
parte. Está fora do teu alcance, porque, quando chegares a ela,
já não te encontrarás a ti mesmo.
É inatingível, porque retrocede sempre.
Estarás no seio da luz, mas nunca tocarás a chama."
Mabel Collins

"Ishvara Pranidhana" significa devoção ao Deus interno, entrega ao Senhor, a Deus.

É a união com o Absoluto, com a essência de Deus em nós. Essa união tem início em si mesmo, é um processo progressivo, mas como posso me entregar a Deus, amá-lo, reverenciá-lo, se não conheço meus sentimentos, se não cuido de mim mesmo, se não me amo, se não respeito meu semelhante, se não amo o outro, se não cuido da Natureza, já que tudo isso é parte de Deus? É necessário compreender que não estamos aqui por acaso, que não caímos aqui de paraquedas, existe uma força maior, uma energia maior da qual fazemos parte, e nossa tarefa aqui na Terra é fazer crescer essa semente divina que habita em nós, e só a partir daí estaremos preparados para nos entregar a Deus.

Jesus nos lembrou disso quando disse: "Nem todo aquele que diz Senhor, Senhor, entrará no Reino do Céu" (Mateus, 7:21).

Só depois de passar por todas as etapas: depois de ter controlado os instintos violentos, através dos pensamentos, dos gestos, das palavras, dos olhares, das intenções e das ações, ou seja, de estar atento para a não violência dentro de si – AHIMSA.

Só depois de aprender a se conhecer verdadeiramente, ou seja, conhecer a verdade sobre si mesmo e entender que usamos, muitas vezes, a mentira por medo, por defesa, por manipulação, é que isso com o tempo poderá se tornar até um hábito. No entanto, essa mentira vai lhe gerar sempre uma perturbação, pois a todo momento você poderá precisar arranjar uma desculpa e dessa forma estará gastando sua energia interna, articulando alguma saída, e como resultado sua palavra passa a ser desacreditada não só neste plano como no plano divino, lembrando que essa verdade começa dentro de você e que ao abstrair-se de mentir não quer dizer que a verdade deva ser dita de qualquer forma, daí o porquê de Satya e de Ahimsa estarem juntos.

A verdade deve ser usada com discernimento, clareza e cuidado para não ferir o outro – SATYA.

Só depois de você aprender a não desejar os bens alheios, trabalhando dessa forma a inveja, a não reter o que é dos outros além do tempo permitido, não se apropriar das ideias alheias, não roubar as oportunidades dos outros, não tirar a paz de alguém, não trair a confiança das pessoas, não usufruir o que não lhe pertença sem autorização do dono – ASTEYA.

Só depois de você aprender uma atitude consciente com relação à vida, a usar o bom senso em tudo, no uso do sexo, na alimentação, no dinheiro, e, afinal, em tudo que se faz, lembrando sempre que o "corpo é o templo em que habita a centelha divina e por isso devemos amar, cuidar e respeitar esse templo" – BRAHMACHARYA.

Só depois de você aprender a libertar-se dos sentimentos de posse, do apego em relação às pessoas e às coisas, da possessividade, da cobiça – APARIGRAHA.

Só depois de você purificar seu corpo, sua mente e suas ações – shauca.

Só depois de você aprender a estar contente com o que a vida lhe oferece, saber valorizar o que se tem e deixar de reclamar o que lhe falta, compreendendo que sua felicidade não pode depender de fatores externos, é um estado interior – SAMTOSHA.

Só depois que você desenvolver força de vontade, a autodisciplina vencendo os obstáculos, purificando o corpo e a mente, você estará preparado para o encontro com o Senhor – TAPAS.

Aí então será mais fácil você observar seus pensamentos, suas emoções, o se fazer responsável pelos acontecimentos da própria vida – SVADHYAYA.

A partir daí, você está preparado para seguir em busca do divino, do sagrado, de Deus – ISHVARA PRANIDHANA.

A história indiana, a seguir, serve como exemplo dessa entrega, dessa confiança em Deus:

"Existia em uma cidade do interior da Índia uma viúva muito pobre. Ela tinha um único filho que para frequentar a escola precisava atravessar uma floresta. O menino tinha medo de ir sozinho e pediu à mãe que arranjasse alguém para levá-lo. Ela não possuía dinheiro para pagar a uma pessoa que o acompanhasse e, por isso, sugeriu-lhe que pedisse a Krishna, o senhor da floresta, que certamente o conduziria.

"E foi assim que o menino fez no dia seguinte. E Krishna o atendeu e passou a acompanhá-lo todos os dias.

"O menino pediu à mãe que comprasse um presente para a festa do aniversário do professor. Ela de novo disse-lhe que não tinha dinheiro e que, se ele pedisse a Krishna, com certeza seria ajudado. Krishna, então, deu-lhe uma caneca cheia de leite e ele a ofereceu ao professor. No meio de tantos presentes trazidos pelos alunos, o professor ignorou a caneca de leite e o menino começou a se queixar. Então, o professor pediu ao empregado que despejasse o leite na panela e entregasse logo a caneca para que aquela criança parasse de reclamar.

"Ao colocar o leite na panela, o empregado percebeu que a caneca continuava cheia. Novamente ele despejou a caneca e ela se enchia de novo. O professor foi notificado e logo perguntou à criança onde ele havia conseguido aquela caneca de leite. Ele respondeu que fora Krishna e que ele o acompanhava todos os dias à escola. O professor, sem acreditar na história, pediu para acompanhá-lo em sua volta. Ao chegar à floresta, o menino muito feliz por ter a oportunidade de mostrar Krisnha ao professor e aos colegas, começou a chamá-lo como fazia todos os dias. Ele o chamou muitas vezes e Krishna não apareceu. Os colegas riam e zombavam do menino. Ele, já desesperado, gritava em prantos: 'Por favor, venha, Krishna, caso contrário vão me considerar um grande mentiroso'. Nesse ínterim, houve um silêncio e ele ouviu Krishna responder: 'Infelizmente eu não posso aparecer. Quando seu professor e colegas tiverem sua pureza, sua simplicidade e sua fé, então eu irei'".

ASANAS

> *"O corpo é nossa morada.*
> *Nele habitamos e é nele que guardamos nossa mente e acolhemos nossa alma.*
> *Quando trabalhamos o corpo, estimulamos a vida, que se perpetua nos movimentos.*
> *Corpo, movimento e vida são uma das formas de o Ser se expressar, e os Asanas são a maneira mais gentil, mais sublime e mais bonita dessa expressão;*
> *não é à toa que eles são conhecidos como 'posturas dos deuses'."*
> Os autores

O Yoga sempre percebeu que, embora inseparáveis e interdependentes, o domínio da mente sobre o corpo sempre teve uma correspondência destacada e preponderante. E quando esse relacionamento é equilibrado e harmonioso, os caminhos levam ao equilíbrio e à paz verdadeira. A saúde do corpo é adquirida e mantida através de várias práticas, mas quando se trata de movimentos, a prática ou técnica recebe o nome de Asanas. Portanto, Asanas são posturas que se realizam e se completam através de movimentos e paradas. Mas é na cessação do movimento, mantendo a posição final, que sua eficiência se torna plena. Citando Patanjali, conceituamos:

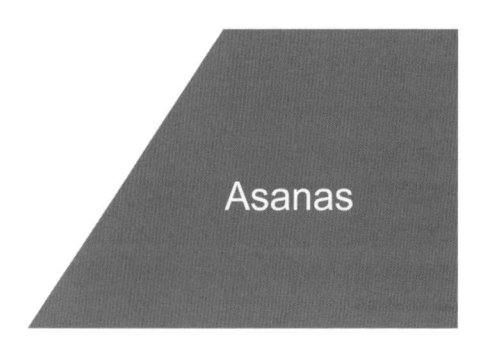

"Asanas são posições psíquicas e físicas (psicofísicas) executadas com conforto e estabilidade".

Assim, todo o trabalho corporal é dirigido e supervisionado por nossa mente, enquanto se mantém o prazer e domínio em cada postura.

Os Asanas ou posturas yogues visam manter o corpo forte e flexível e, consequentemente, saudável e de aspecto jovial.

Os Asanas têm como uma de suas finalidades abrir os capilares, levando um fluxo maior de sangue às áreas onde sua ação é exercida. Por isso é que, após uma aula de Yoga, os alunos sentem-se revigorados. A prática constante dos Asanas permite irrigar as regiões estagnadas e adormecidas, comuns nas pessoas de comportamentos rígidos e/ou aqueles com vida sedentária. De maneira geral, os Asanas deixam os músculos alongados. A coluna readquire a flexibilidade. Os Asanas provocam, por irrigação sanguínea e massagem, o estímulo das glândulas endócrinas e órgãos, permitindo-lhes que voltem a funcionar com melhor desempenho e qualidade.

Outra grande característica dos Asanas é a atuação sobre as articulações. Sob o efeito dos alongamentos e relaxamento que essas posturas provocam, as juntas, sujeitas a tensões emocionais e físicas, vão perdendo a rigidez e voltam a adquirir sua flexibilidade natural.

Na cura de lesões, a prática de Asanas exerce uma atuação eficiente para a correção de espasmos musculares. Nas lesões desportivas, o alongamento produzido por essas posturas acelera a eficiência da cura de qualquer dano, eliminando, através de alongamentos suaves, a pressão sobre nervos e tecidos, melhorando a circulação sanguínea no local afetado.

Os Asanas, por serem também posturas psicológicas, exigem da mente manter-se em estado de vigília, possibilitando que as pessoas dispersas ou ansiosas melhorem gradativamente o poder de concentração, permitindo assim diminuir o ritmo da afluência de pensamentos repetitivos, responsáveis em sua grande maioria pelos aspectos doentios em nossa vida.

Outra área de atuação eficiente dos Asanas é em relação ao corpo emocional. E isso é feito sob dois aspectos: um, por meio da permanência da atenção durante as posturas, evitando que a mente fique dispersa e sujeita a pensamentos desagradáveis, causadores de sentimentos negativos, conforme citado no parágrafo anterior. Outro, por sua ação física exercida diretamente sobre a área bloqueada, eliminando as tensões musculares causadas por esses mesmos sentimentos.

A tensão criada por distúrbios emocionais acarreta contrações musculares, e os Asanas funcionam como elementos inibidores desses males através de estímulos que são exercidos nas áreas afetadas. A atuação do alongamento e relaxamento que cada Asana em si oferece permite ao tônus muscular restabelecer seu equilíbrio. No caso, onde há tremores nos músculos, afetados por essa mesma causa, esses efeitos também são debelados com a prática regular dos movimentos e paradas que os Asanas exercem.

Na técnica de execução dos Asanas, a respiração correta e adequada é o carro-chefe que conduz, nos movimentos e paradas, a eficiência das posturas. Sem a consciência da respiração, os Asanas perderiam enormemente seu poder e seu valor; é como se estivéssemos fazendo ginástica, em que a respiração na maioria das vezes nem sequer é lembrada. Portanto, é oportuno repetir, durante os Asanas o movimento e paradas das posturas são executados em sintonia com o processo da respiração.

Os Asanas no Hatha Yoga exercem grande influência sobre o sistema nervoso. Através de seus movimentos alternados de extensão e contração, de força e relaxamento, de inspiração e expiração, utilizando as retenções do alento, os dois sistemas nervosos – o simpático e o parassimpático – responsáveis pelos estímulos da ação e do relaxamento, são motivados a se combinarem em perfeita harmonia, trazendo ao corpo as condições necessárias para a manutenção da boa saúde. É por isso que os indivíduos nervosos, excitados, estressados, nas primeiras semanas de prática já começam a perceber a influência desses benefícios.

Os Asanas, por serem uma técnica que interfere em todos os sistemas funcionais, endócrino e nervoso, têm ajudado grande parte das pessoas no combate de doenças físicas e neuroses, e por esses aspectos é comum ouvirmos comentários e depoimentos a respeito da melhoria do sono; diminuição e mesmo cura de sintomas das dores de cabeça e enxaquecas; maior sensação de presença do corpo, com sinais de maior conforto, tanto relativo ao peso quanto à sua flexibilidade; sensação mais intensa de alegria pela vida, melhorando o humor e diminuindo as constantes reclamações de insatisfação e tantos outros benefícios que serão citados ao longo deste trabalho.

COMO ERAM EXECUTADOS OS ASANAS

Inicialmente os Asanas eram executados no modo sentado. A origem do termo "Asana" sempre nos leva a entender que eram posturas em posições sentadas, utilizadas na prática da meditação, que exigem estabilidade e conforto como condição essencial para manutenção da mente em estado de serenidade. No Yoga arcaico, Asana chegou a ser sinônimo de postura "sentado" que perdurou durante muito tempo. Mais tarde, esse termo foi aos poucos sendo utilizado para designar também as outras posições.

QUANTOS SÃO OS ASANAS

A título de ilustração e citado em forma de lenda, há referência a 84 mil Asanas. Parvati, quando recebia os ensinamentos de Yoga de seu esposo Shiva, pediu que também fossem passados à raça humana esses mesmos conhecimentos. Shiva lembrou-lhe que Yoga era feito para os deuses e que os homens não tinham capacidade de aprender e memorizar 84 mil posições. Parvati insistiu, argumentando que ele sendo um deus poderia encontrar uma maneira de reduzir esse número, pois os seres humanos não possuíam a menor possibilidade de absorver tamanha quantidade. Shiva, em atenção aos propósitos de sua esposa, resolveu atendê-la, diminuindo para 8.400, cujo número era ainda muito elevado e não satisfez a Parvati, que continuava a insistir em uma nova redução. Shiva mais uma vez atendeu às suas pretensões, indicando, sem entusiasmo, um novo conjunto, contendo 840 posições. Parvarti mostrou-se agradecida, mas fez lembrar ao seu esposo que os homens tinham um fardo pesado, com tarefas e exigências para cumprir no dia a dia e, se essa quantidade não fosse diminuída, isso dificultaria mais suas vidas. Shiva admitiu entender seus argumentos e finalizou apresentando 84 posturas, consideradas básicas, mas salientando que cada uma delas tinha mil variações, que multiplicadas por 84 voltariam ao número inicialmente apresentado, ou seja, 84 mil posturas.

É comum ouvirmos ainda hoje afirmações de que o Yoga tem 84 posturas, mas na realidade não existe um número definido. O que se conhece é a existência de quantidades diferentes nos diferentes textos ao longo de sua história.

DIFERENÇAS ENTRE ASANAS E GINÁSTICA

Podemos dizer que não existe semelhança. Em ginástica, a busca principal é a demonstração dos músculos fortes. Nos Asanas, é a manutenção do corpo saudável. Na ginástica, evidencia-se um corpo forte e rígido. Nos Asanas, um corpo resistente e flexível. Na ginástica, a respiração é geralmente esquecida. Nos Asanas, é sempre lembrada. Na ginástica, a atenção é dispersa e geralmente dirigida para fora. Nos Asanas, a atenção é concentrada e sempre dirigida para dentro. Na ginástica, usa-se música com batidas rápidas e volume elevado, para sustentar o ritmo e atenção do grupo. Os Asanas são feitos em silêncio. Quando há música, ela é suave e harmoniosa, com a atenção voltada para o ritmo da respiração e determinadas partes do corpo. A ginástica utiliza-se do corpo para se chegar aos músculos. Os Asanas usam os músculos para se chegar ao corpo.

Na ginástica os músculos são utilizados como um fim, nos Asanas, geralmente, como um meio.

SITUANDO OS ASANAS NO YOGA

Os Asanas, dentro da visão do Yoga Clássico, fazem parte de um caminho que possui oito partes ou etapas. As duas primeiras são as posturas mentais chamadas de Yamas e Niyamas. Os Asanas, ou terceira etapa, as posturas físicas. O objetivo dos Asanas, portanto, é permitir que através do corpo possamos atingir as etapas subsequentes, principalmente as duas últimas, Dhyana e Samadhi.

Para o Hatha Yoga, os Asanas são ao mesmo tempo o meio e o fim para se chegar à autorrealização.

COMO DEVEMOS PRATICAR OS ASANAS

De preferência em locais ventilados e, se possível, sem o uso de ar-condicionado.

Usar roupas leves, que permitam movimentos livres.

Fazer de preferência com estômago vazio ou com pouco alimento.

Respeitar os limites do corpo em cada período de sua evolução.

Caso haja restrições físicas comprometedoras, fazer uma avaliação junto à área da saúde.

Estar atento às contraindicações das posturas relacionadas com seu estado físico.

Procurar conhecer e preservar-se no cumprimento dos Yamas e Niyamas.

QUEM DEVE OU PODE PRATICAR ASANAS

Não existem restrições de sexo e idade. O que deve ser levado em conta são as limitações que cada caso requer em função do estado físico atual de cada um. Como os Asanas são posturas psicofísicas, ou seja: mentais, emocionais e físicas que, exercidas com atenção, oferecem as condições necessárias e ideais para que as pessoas tenham a percepção de seu corpo dentro dos limites de segurança, permitindo-lhes saber e sentir que avançar a partir de determinado ponto pode tornar-se uma agressão, o que deve sempre ser evitado, até que se note, mais tarde, com a continuidade das práticas, que esses limites iniciais estão se expandindo em direção a fronteiras mais distantes. É aí que se percebe a gradativa transformação de um corpo, anteriormente endurecido, em um outro, de aspecto mais saudável e flexível. Convém lembrar que o corpo somático de cada indivíduo, ao começarem os Asanas, encontra-se em graus diferentes de comportamento. A evolução de cada um, portanto, atua diferentemente, baseada na história de vida e na vontade e determinação presentes. Comparar-se com colegas que já praticam os Asanas há mais tempo não é atitude inteligente; se quiser fazer comparações, que as faça consigo mesmo, observando seu próprio desempenho ao longo de sua trajetória.

Sustentar a posição de um Asana requer atenção da pessoa, com vistas à continuidade da sensação de conforto até o fim. Se notar alguma sensação de dor, o início dela serve de indicação para não se avançar o sinal. Ficar nesse limite é prudente e necessário. Se a dor desaparecer após algum tempo, mantida a mesma posição, um pequeno avanço pode ser tentado, visando en'contrar um novo limite, sempre determinado pela sensação de conforto e segurança.

Pessoas sadias ou com restrições de saúde podem praticar Asanas. Algumas posições podem ser contraindicadas em função do estado de saúde da pessoa, em particular, mas não significa que ela não possa fazer outras posturas. Muitas vezes, dá-se o contrário, pois à medida que ela pratica os Asanas permitidos no momento, o corpo começa a entrar em outro padrão de qualidade, permitindo chegar a movimentos mais livres e amplos, que acabam possibilitando a execução de posturas que anteriormente eram restritivas.

VOCÁBULO E ORIGEM DOS NOMES DOS ASANAS

De um modo geral, as posturas de Yoga são denominadas de Asanas, seus nomes originais são escritos em sânscrito, uma língua extinta e antiga, aos quais foi acrescentado o sufixo "Asana" para identificá-los como postura. Exemplo: Ustrasana, a postura do camelo.

A palavra "Asana", embora termine com "a", é do gênero masculino. Sua pronúncia é com o som do "s" e não do "z". Mesmo sem a presença do acento, a sílaba forte sempre recai no primeiro "a" de asana (ásana), transformando as palavras em proparoxítonas: Ustrasana, Vrakasana, Gomukasana.

Os nomes dos Asanas surgiram baseados na comparação por semelhança com a realidade da época: com animais (bhujangasana – postura da cobra); árvores (Vrikshasana – postura da árvore); relevo do solo (Tadasana – postura da montanha); ferramentas de trabalho (Halasana – postura do arado); obras de arte (Setuasana – postura da ponte); sábios e heróis (Matsyendrasana – postura de Matsyendra); homenagem (Yogasana – postura homenageando o Yoga); (Vajrasana – em homenagem a uma deidade); em função da ação e/ou direção de uma determinada postura (Paschimotanasana – postura de alongamento da parte posterior do corpo).

É importante entender que o nome, por trás da simples aparência de forma, traz em seu conteúdo a ideia e a força que o yogue quis transmitir. Portanto, todo Asana executado, principalmente com seu nome original, é um convite para o praticante representar, ou mesmo "se tornar", aquilo que a intenção nos aponta. Por exemplo, quando praticamos um Asana com a posição invertida, onde naquele momento a cabeça está virada para baixo e os pés elevados acima do chão, além das intenções físicas, existem outras, com efeitos psicológicos dizendo que mesmo com o mundo momentaneamente de cabeça para baixo, ele continua firme, pois mais cedo ou mais tarde os pés retornarão à segurança do chão, o mundo não vai acabar por causa disso, e assim saímos fortalecidos e preparados para os períodos de crises ou situações adversas.

CLASSIFICAÇÃO DOS ASANAS

Existem várias classificações para os Asanas, baseados estes em diferentes textos deixados pelos yogues ao longo do tempo. Alguns, em função das posições do corpo. Outros, classificados em função da adoração a determinadas deidades, outros a propósitos estabelecidos, alguns baseados nas tradições, são apenas exemplos.

Para situá-los dentro de uma perspectiva temporal, vamos, neste livro, classificá-los em Meditativos e Posteriores.

ASANAS MEDITATIVOS

Os Asanas tiveram origem a partir das posições sentadas, que são as posturas utilizadas na meditação. Tudo faz crer que, no início, a palavra Asana estava ligada a uma expressão sugerindo um modo ou maneira de sentar-se, do que mesmo uma postura em si, definindo uma classificação. Mais tarde, à medida que outras posturas foram surgindo, as sentadas, destinadas à meditação, passaram a ser reconhecidas como Asanas meditativos.

De modo geral, os Asanas são executados sentados, com pernas dobradas e coluna ereta, mantendo imobilidade e conforto.

A manutenção dessas posturas, dentro dessas condições, tem como objetivo a obtenção da eficiência na redução das atividades metabólicas do organismo, permitindo que a mente não se disperse e seja capaz de fixar-se em um só objeto (Ekagrata), condição exigida por Dharana para chegarmos em Dhyana e Samadhi. Portanto, as posturas meditativas possibilitam eliminar ou diminuir ao máximo as perturbações fisiológicas, mantendo as condições ideais para que a mente possa trabalhar com a menor interferência possível do corpo.

Em função da variação da posição das pernas dobradas e pés, os asanas meditativos recebem nomes diferentes: Padmasana, Siddhasana, Sukhasana e Samanasana, entre outras.

Padmasana

A POSTURA DE LÓTUS

O *lótus* é uma postura que se assemelha a uma planta muito comum nos pântanos da Índia. Ele é associado ao homem em desenvolvimento, que no estado bruto é totalmente preso à terra, como se tivesse raízes. Após passar por vários processos de lapidação, começa a ter contato com os primeiros raios de luz que desabrocham de sua consciência. Seu olhar voltado para baixo, em direção à terra, é atraído agora para cima, e a partir desse momento, nunca mais deixa de erguer-se em direção ao céu. Essa planta, que nasce na lama dos pântanos, atravessa, com seu caule, a profundidade das águas para abrir-se acima, completamente limpa, deixando suas folhas e pétalas contemplando o Sol.

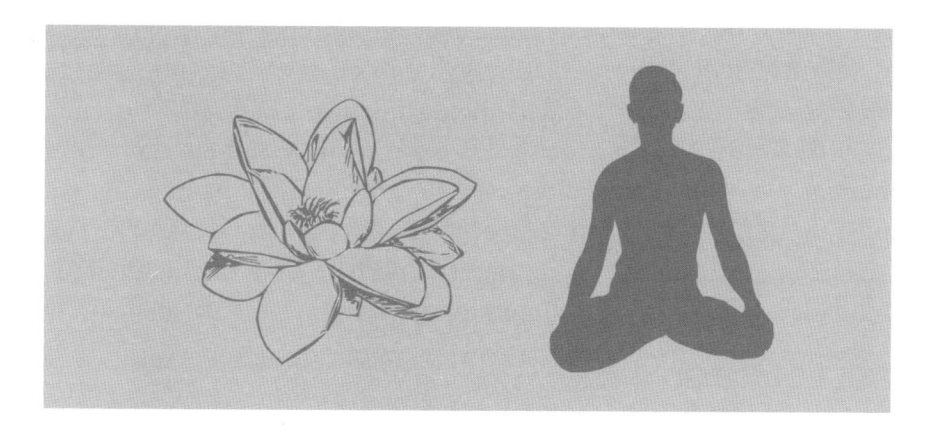

EXECUÇÃO

Sentado com as pernas estendidas, flexione a perna direita apoiando-a sobre a coxa do lado oposto, com a planta do pé voltada para cima. Em seguida, repita o mesmo procedimento ao flexionar a perna esquerda sobre a coxa direita. A perfeição da postura se dá quando os dois pés são colocados sobre a articulação coxofemoral, exercendo pressão sobre a região abdominal e os joelhos mantidos apoiados no chão. Apoiar as mãos sobre os joelhos.

Para imitar o *lótus*, a mão esquerda fica apoiada sobre os calcanhares, e a direita sobre a mão esquerda, ambas com as palmas voltadas para cima.

A execução da postura é simples e, ao mesmo tempo, difícil para as pessoas com pernas e articulações enrijecidas. Por conta disso, é comum sua execução pelas crianças, ainda que sem treinamento, enquanto os adultos, mesmo sendo jovens, sentem algum grau de dificuldade, que pode ser vencido com auxílio de algumas posturas (preparatórias) que estimulam a flexibilidade das extremidades inferiores.

Essa é uma das posturas mais antigas e tradicionais do Yoga e também é conhecida como postura de *lótus*. Sua execução é feita com as pernas dobradas, joelhos apoiados no chão, planta dos pés voltados para cima, colocados sobre as coxas. É uma tentativa de imitar o *lótus* ajudado pela posição das mãos. Os pés fazem lembrar as folhas sobre as águas, e as mãos abertas, sobrepostas, a flor de *lótus* desabrochada. O *lótus* ou padma é uma flor nascida de uma planta encontrada comumente nos pântanos indianos, cujo caule se prende ao lodo através de suas raízes. Ela é vista como símbolo de pureza mental e da consciência altamente desenvolvida. O padmasana é a postura que melhor satisfaz às práticas respiratórias e à meditação, em razão, principalmente, da simetria perfeita e o alto grau de imobilidade a que o corpo é submetido, permitindo a mente silenciar.

PREPARATÓRIOS PARA PADMASANA

a) – Sentado com as costas eretas, pernas dobradas, plantas dos pés juntas e unidas com a ajuda das mãos. Sua execução se faz com movimentos suaves dos joelhos para cima e para baixo.

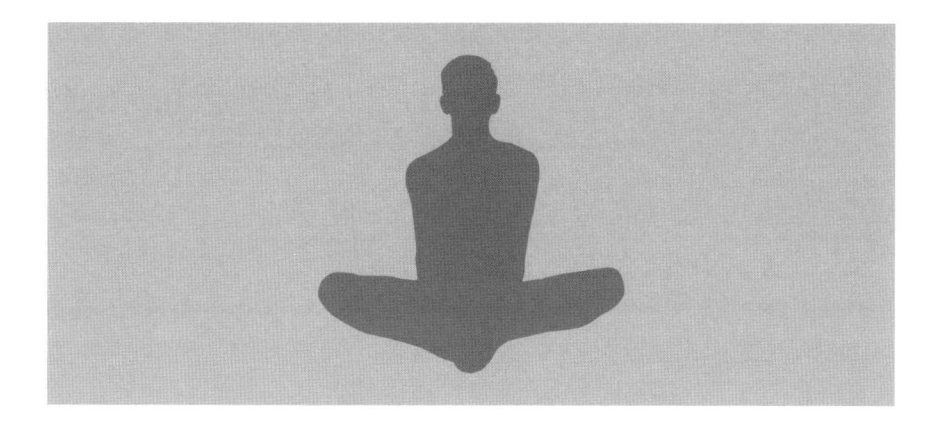

b) – Partindo da postura anterior, firme os dois pés e tente flexionar o tronco em direção ao chão. Se na descida os joelhos estiverem altos em razão da rigidez do corpo, procure afastá-los, escorando ou empurrando-os com os cotovelos.

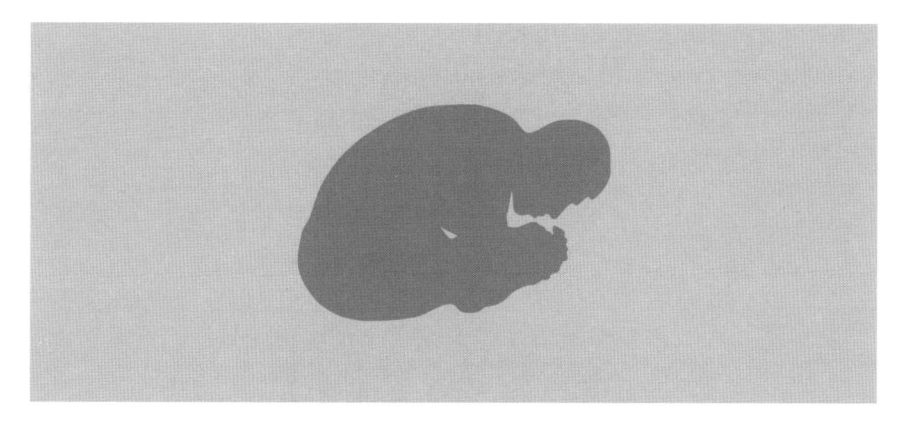

c) – Sentado com as pernas estiradas, dobre a perna esquerda colocando o lado do pé sobre a coxa direita com o calcanhar próximo da virilha.

Enquanto a mão direita segura firme o pé esquerdo, a outra vai impulsionando o joelho dobrado com movimentos suaves e regulares, para cima e para baixo.

Troque de perna.

Pode-se aproveitar essa mesma posição para movimentar o joelho dobrado, em círculos, ora em um sentido, ora no sentido inverso.

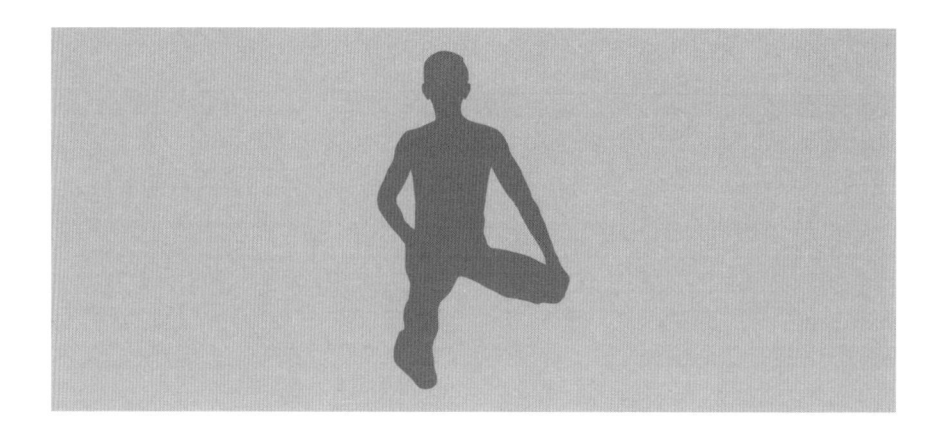

d) – De modo semelhante à postura anterior, mantenha o pé esquerdo apoiado sobre a coxa direita.

Dobra-se sobre a perna estendida e tenta-se pegar a perna direita com as duas mãos.

Enquanto perdurar a postura, insista na descida do joelho esquerdo, aproximando-o do chão.

Repetir trocando a posição das pernas.

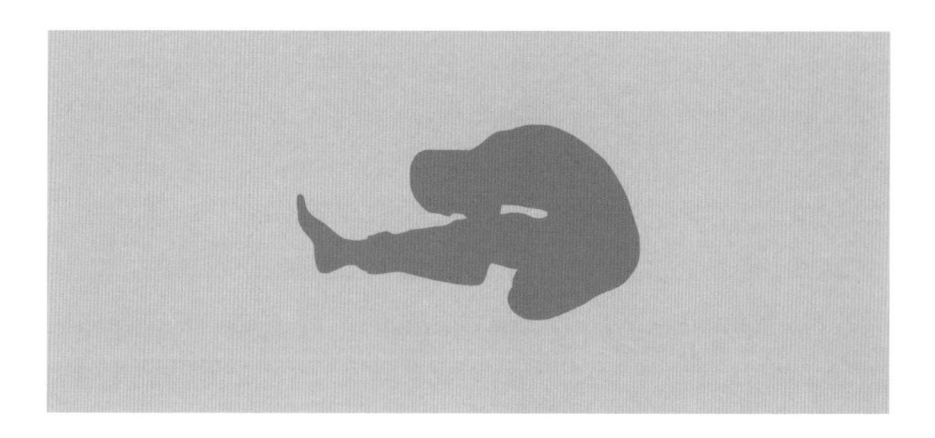

BENEFÍCIOS

Físicos:

Em decorrência da posição a que as pernas são submetidas em padmasana, o sangue torna-se abundante na região pélvica, provocando a revitalização dos nervos sacros e do cóccix, atuando, consequentemente, sobre as gônadas (glândulas sexuais).

Mentais:

Esta postura, ao ser praticada, além da total imobilidade que ela requer e oferece, provoca no organismo uma diminuição da influência das extremidades inferiores (coxas, pernas e pés), permitindo que a mente mais livre dessas interferências encontre um clima adequado no trabalho de conquista do estado de serenidade.

Emocionais:

Podemos nos deixar ser envolvidos por um sentimento de confiança e alegria, procurando despertar nossos valores mais elevados, no caminho de nossa evolução espiritual.

Sukhasana

Também conhecida como posição fácil, por sua simplicidade. Muito utilizada para práticas de meditação e pranayamas.

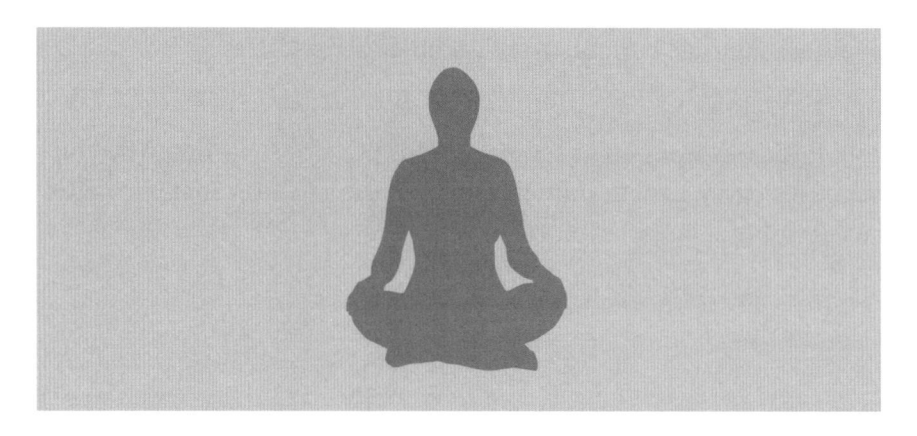

EXECUÇÃO

Sentado, simplesmente cruze as pernas.
O tronco deve permanecer erguido com naturalidade.
As mãos podem ficar apoiadas sobre os joelhos.
Manter o rosto sereno e os olhos, de preferência, fechados.

BENEFÍCIOS

Físicos:

O uso regular desta prática ajuda a diminuir a rigidez das articulações coxofemorais e fortalecer os músculos das costas responsáveis pela manutenção da coluna ereta.

Mentais:

Manter-se na imobilidade, concentrado na serenidade da mente.

Emocionais:

Deixar-se ser envolvido por um sentimento de paz e quietude.

ASANAS POSTERIORES

Tudo faz crer que os Asanas posteriores foram criados a fim de prolongar o tempo de permanência das posturas meditativas. Para muitos praticantes era difícil, e até mesmo impossível, manter o conforto nessas posições, conservando as condições de imobilidade com a coluna ereta e sem encosto. Para que o corpo se adaptasse a essas exigências, teria de melhorar sua resistência e elasticidade, exigindo assim a criação de novas posturas que permitissem satisfazer essas necessidades. A partir daí, as novas posturas foram progressivamente surgindo com a denominação de "asanas", mesmo aquelas que não fossem sentadas.

Ao longo do tempo, essas posturas foram sendo conhecidas, aperfeiçoadas e dirigidas, muitas vezes, para atender a outras necessidades não relacionadas com o objetivo original, ou seja, as posturas meditativas. Ressalte-se, entretanto, que mesmo mudando o foco principal, as posições meditativas formam o fundamento básico de todas as demais posturas. À medida que essas outras posturas eram praticadas, pôde-se constatar, pela observação e experiência, que o corpo submetido a determinados movimentos era intensamente estimulado e atuava de forma satisfatória no combate e na cura de doenças nos diversos estados: físico, mental e emocional, proporcionando aos praticantes de Yoga utilizarem-se de seus benefícios.

Posturas Sentadas

BHADRASANA

Também conhecida como postura da borboleta, por conta da posição do corpo, com os joelhos dobrados, imitando uma borboleta movimentando as asas.

Assim como a borboleta é o resultado final da metamorfose da lagarta, ela pode representar também a passagem de nosso aspecto bruto e denso para o leve e sutil. Nossa caminhada deve ser vivida como um processo de transformação gradual em que nossas experiências nos permitem levar nesse sentido. Os constantes ciclos pelos quais passamos, a que rotulamos de bom ou ruim, são necessidades que a longo prazo permitem a realização de nossa própria transformação.

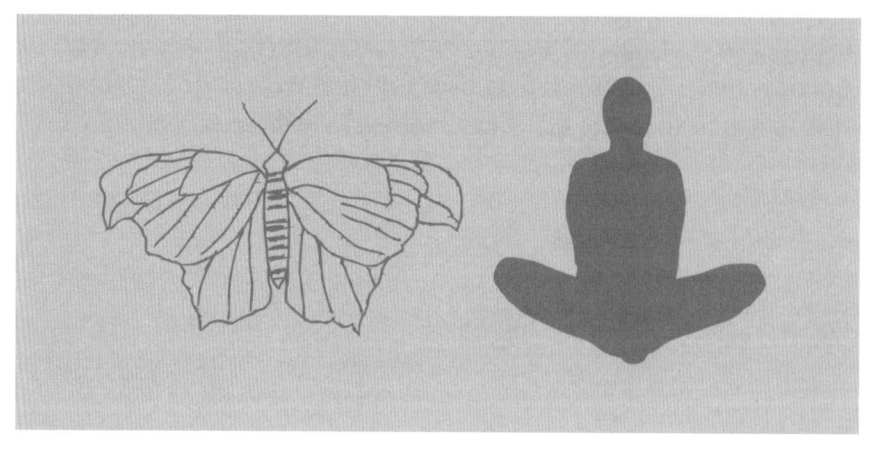

EXECUÇÃO

Sente-se com os joelhos fletidos e afastados para os lados.

Prenda, com as mãos, os pés que estão se tocando através das plantas, puxando-os em direção ao cóccix.

Mantenha a coluna alongada, permitindo deixar o peito e os ombros abertos.

Movimente as pernas de forma suave, para cima e para baixo.

BENEFÍCIOS

Físicos:

Melhora a mobilidade das articulações coxofemorais.
Ajuda a atenuar as tensões nas regiões do cóccix e do sacro.
Ajuda a eliminar tensões nas coxas, nos joelhos e tornozelos.
Estimula os órgãos reprodutores e o funcionamento da bexiga.
Alivia problemas menstruais.
Excelente postura para as parturientes.

Mentais:

Lembrar dos processos da Natureza, que transformam a lagarta densa e pesada em uma suave e leve borboleta.
Concentrar-se na coluna e no movimento das pernas.

Emocionais:

Sentir as forças criativas fazendo parte de nossa natureza e acreditar que somos capazes de realizar todas as coisas, a começar, inclusive, pelas transformações dentro de nós.

Navasana

"Nava" significa barco. O barco representa a capacidade de dominar o elemento água, sustentando-se em equilíbrio sobre sua superfície. Em nossa vida, pode representar a força de vontade e a coragem para nos dirigirmos em qualquer direção, mesmo o vento não sendo favorável. As grandes conquistas e descobertas da humanidade foram feitas por intermédio de homens que perceberam e entenderam o poder de sua força e, em pequenos barcos, se aventuraram na amplidão dos oceanos.

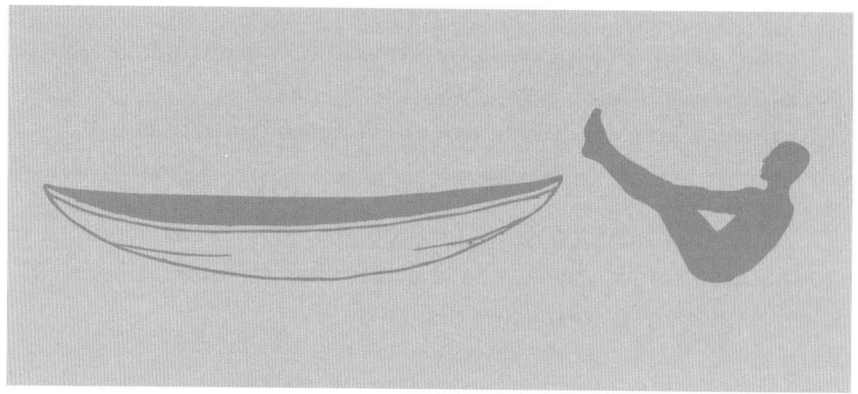

EXECUÇÃO EM TRÊS ETAPAS

Sentado com as pernas juntas, joelhos dobrados, pés apoiados no chão, braços, mãos e dedos estendidos para a frente.

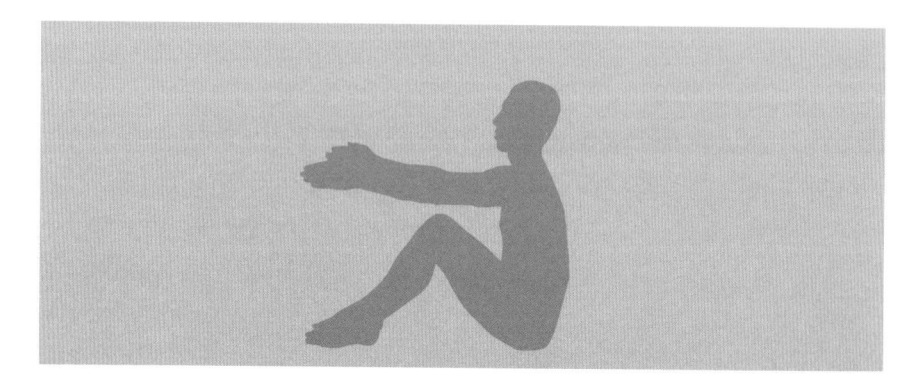

Na expiração, incline-se para trás, descendo as costas no sentido do chão, esticando e levantando as pernas do solo, ainda dobrados.

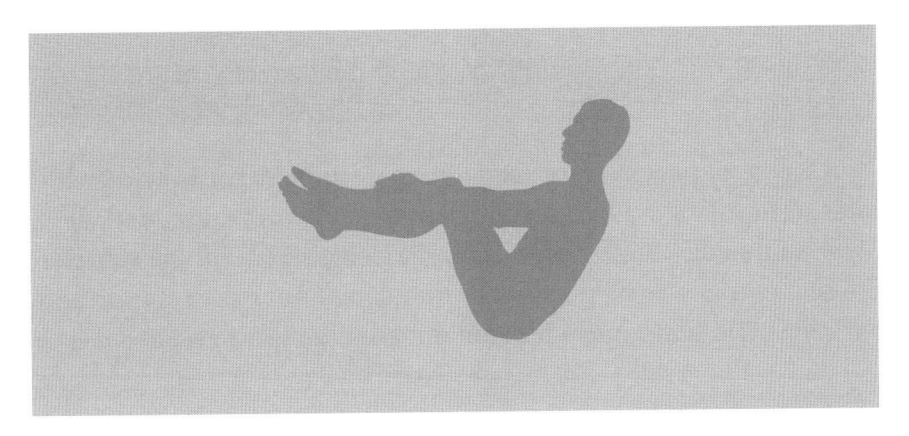

Durante a inspiração, estique as pernas, procurando manter o equilíbrio sobre as nádegas, olhando para a frente, tentando deixar os pés mais altos que os olhos. A cabeça e o pescoço devem estar em alinhamento com a coluna, e esta deve permanecer alongada a partir da sua base.

Respire normalmente durante cinco a dez respirações.

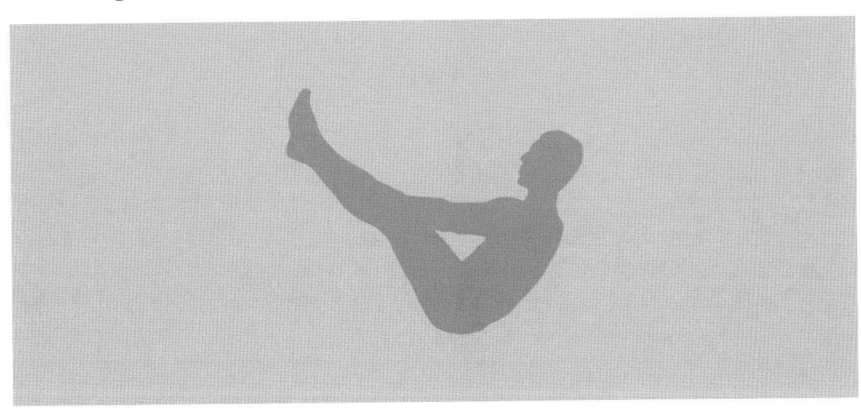

BENEFÍCIOS

Corporais:

É uma excelente postura para o fortalecimento dos músculos abdominais e lombares. Em virtude da grande quantidade de sangue que flui para a região abdominal, os órgãos e glândulas dessa região são estimulados, principalmente fígado, pâncreas e vesícula biliar.

Mentais:

Concentrar-se no equilíbrio e na imobilidade do corpo.

Emocionais:

Ajuda as pessoas a superar crises de insegurança, medo, dúvidas, estimulando-as a reencontrarem seu centro de gravidade e sua estabilidade. Como se fosse um barco equilibrando-se sobre as águas, mantenha-se na postura, sentindo-se flutuar e ser empurrado por uma brisa suave que o leva em direção a um porto seguro.

Gomukhasana

CABEÇA DE VACA

A palavra "GO" significa vaca e "MUKHA", rosto, cara, cabeça.

A ÍNDIA, A VACA, SUAS TRADIÇÕES

Em uma visita a um ashrama (erimitério, onde há discípulos) em uma das cidades sagradas da Índia, fazendo parte de um grupo de professores, alunos e estudiosos de Yoga, reunimo-nos para uma conversa com um swami (homem religioso, espécie de sacerdote). Uma das perguntas foi para nos esclarecer o motivo de a vaca ser considerada um animal sagrado.

O swami sorriu e disse que já sabia que isso ia acontecer, porque todos os ocidentais, com raras exceções, faziam sempre essa mesma indagação. Ele nos respondeu que, na Índia, não somente a vaca era considerada sagrada, mas na visão do indiano todos os animais, todos os vegetais, todos os minerais, tudo para eles era sagrado, porque foram criados por Deus; seria uma injustiça tratá-los de formas diferentes. Ele percebeu que a resposta não agradou a alguns do grupo e acrescentou: "Parece que vocês ficaram frustrados com o que eu disse. Na verdade, vocês queriam que eu afirmasse que a vaca era sagrada só para agradá-los, o que seria uma injustiça com os outros animais se eu falasse isso". Disse assim e continuou: "O que acontece com a vaca, aqui na Índia, é um tratamento diferenciado, é um carinho especial que temos por ela ao longo de alguns milhares de anos. A vaca tornou-se, para nós, um animal especial desde o início da história de nosso povo, porque devemos a ela grande parte de nossa sobrevivência e, em razão disso, nossa cultura sempre incentivou aumentar seu número, e nunca diminuir, o que seria uma tremenda burrice matá-las, e até mesmo ingratidão se levássemos para o holocausto um ser que só nos faz o bem, suprindo-nos de tudo. Se tivéssemos matado as vacas, grande parte de nosso povo teria morrido também, e não é por acaso que temos o maior rebanho bovino do mundo. As pessoas que criam animais como, por exemplo, cães de estimação, não são amorosas, gentis e tolerantes com eles? Fazemos a mesma coisa com nossas vacas, a diferença é que elas são grandes e chamam a atenção, causando curiosidade das pessoas que não estão acostumadas, o que não é nosso caso, pois temos muita intimidade com elas."

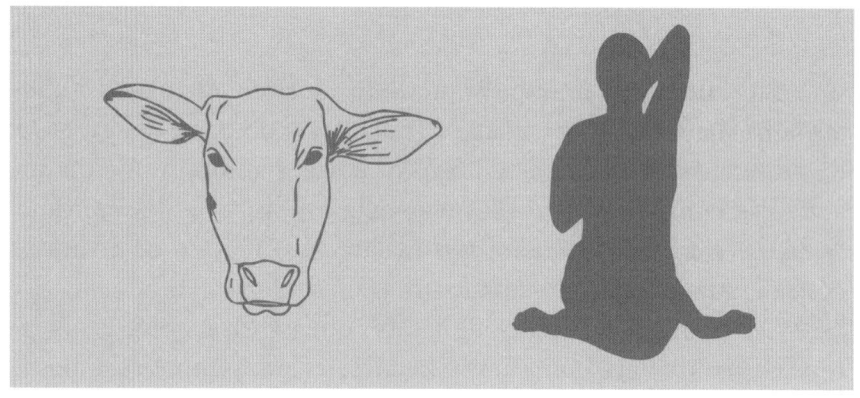

EXECUÇÃO

Primeira parte:

Mantenha-se de joelhos, com as mãos no chão.

Cruze a perna direita à frente da esquerda, de modo que as coxas se encaixem.

Sente-se entre os calcanhares, deixando as pernas dobradas viradas para trás, ao lado das nádegas. Faça a perna de cima ajustar-se bem à de baixo, girando-a um pouco, evitando, assim, que elas se afastem.

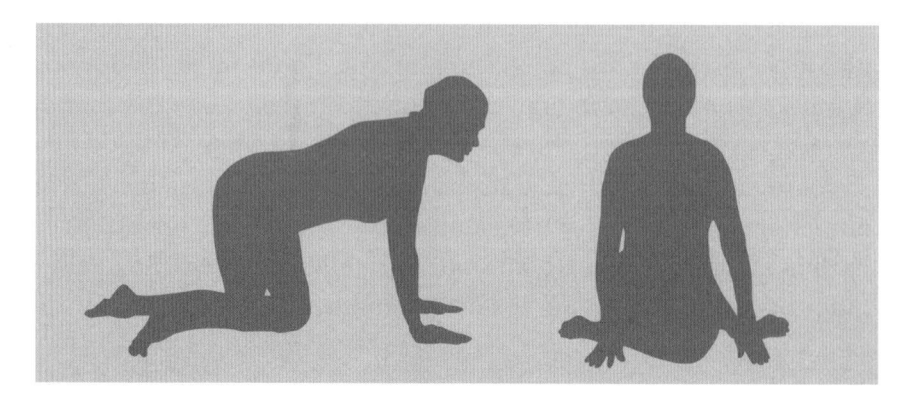

Segunda parte:

Agora coloque o braço direito dobrado por baixo, atrás das costas, com a mão voltada para cima em direção à cabeça.

Dobre o braço esquerdo por cima dos ombros, em direção às costas, com a mão virada para baixo.

Dobre os dedos de modo que uma mão agarre-se à outra, ou mesmo juntando suas palmas. Em ambos os casos, elas devem ficar centradas no alinhamento da coluna, entre as omoplatas.

Permita manter-se durante dez ciclos respiratórios, alinhado e imóvel na postura, com a cabeça e os olhos voltados para a frente.

Após seu término, repetir trocando a posição das pernas e dos braços.

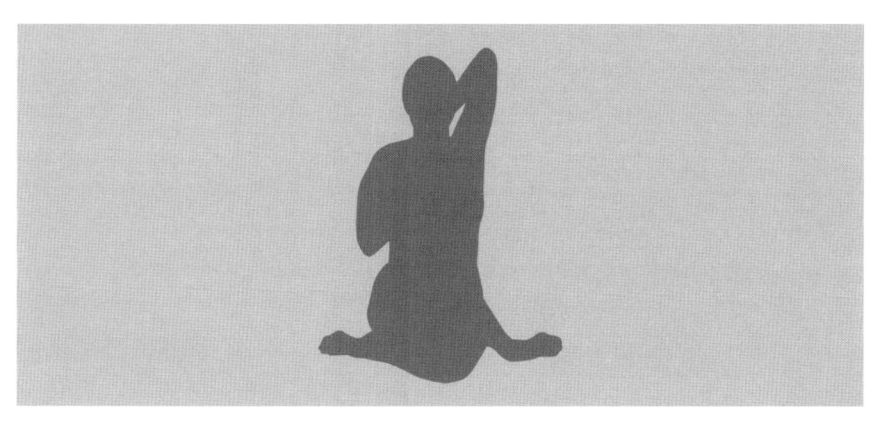

BENEFÍCIOS

Corporais:

Aumenta a abertura torácica e expande os pulmões, tornando-se uma excelente postura para combater as enfermidades dessa área, sendo recomendada para pessoas asmáticas.

Melhora a flexibilidade das articulações dos ombros, provocando a diminuição de dores e aumentando a amplitude de seus movimentos; inclusive é aconselhada para pessoas com ombros caídos.

Estira os músculos das coxas e provoca a flexibilidade dos joelhos e tornozelos.

Indicada para combater a cifose.

Ajuda a estimular o cérebro, provocando uma sensação de conforto na cabeça e nos ombros; recomendada muitas vezes para pessoas que têm dores de cabeça constantes.

Mentais:

Manter-se tranquilo na postura, com a atenção dirigida para a expansão do tórax.

Emocionais:

Em virtude da expansão da região do coração, deixar-se envolver pelo sentimento da alegria.

Posturas de Torção

O ser humano nasceu para movimentar-se. A saúde de nosso corpo está diretamente ligada aos movimentos. Temos aproximadamente 230 músculos voluntários à nossa disposição, esperando trabalho. Se não lhes dermos ocupação, eles se definham. A estrutura de nosso corpo hoje é igualzinha à do homem de 50 mil anos atrás: eles eram caçadores, subiam em árvores e em montanhas, atravessavam pântanos e rios, nadavam e remavam, e carregavam objetos nos braços, ombros e cabeça. As lutas eram corpo a corpo e às vezes com paus ou pedras.

Esses movimentos diários e constantes mantinham os músculos elásticos e fortes, a coluna flexível, e os órgãos, glândulas e intestinos submetidos a massagens constantes.

A começar pelas crianças, hoje, com a vida globalizada, a tecnologia avançada, o conforto exagerado, vivemos sentados, brincando ou trabalhando, com os olhos presos ao computador ou à televisão. As crianças não brincam mais nas ruas nem nos campos, parece que essa é a última geração de homens que ainda têm contato com a Natureza.

O Yoga há muito percebeu que o homem precisava, para manter a boa saúde, estimular o corpo com movimentos básicos nas três direções: movimentos de flexão para a frente e para trás; movimentos de flexão lateral, para os dois lados, esquerdo e direito; movimentos no plano horizontal, em torno do eixo vertical, no sentido horário e anti-horário, aos quais chamamos de "TORÇÃO".

Movimentos de torção, portanto, são movimentos em torno do eixo vertical. São movimentos extremamente necessários para que a coluna possa girar livre, nos dois sentidos, aumentando a capacidade de giro de suas vértebras. São posturas especialmente eficazes para alinhar as vértebras e úteis para levar sangue fresco a essa zona, principalmente à região lombar.

As torções da coluna revitalizam os gânglios nervosos do sistema nervoso autônomo que partem da coluna para a periferia do corpo. Também as posturas de torção têm enorme influência sobre o nervo vago, e por isso exercem um enorme efeito calmante. O nervo vago é parte importante do sistema nervoso parassimpático, que é o sistema que relaxa e acalma.

Poucas são as atividades que possuem em suas práticas técnicas de torção. O Yoga, com sua enorme gama de posturas, privilegia as torções desde os movimentos simples até aqueles considerados mais avançados.

ARDHA MATSYRNDRASANA

Matsyendrasana é uma postura de torção em homenagem a um sábio indiano. Segundo uma das lendas, ele foi o primeiro yogue. Geralmente as torções têm nomes de sábios. Em sua execução, podemos levar isso em conta e, dentro de uma percepção mais elevada, sentir nossa ascensão em forma de espiral, partindo dos níveis mais baixos e subindo como se cada vértebra formasse o degrau de uma escada giratória, contornando a coluna e despertando a energia kundalínica, que segue pelo centro, subindo no mesmo sentido.

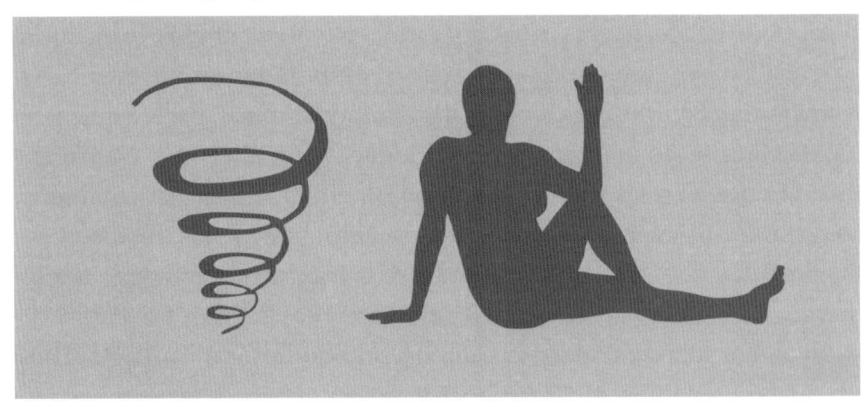

EXECUÇÃO

Em função do grau de dificuldade de execução da Matsyendrasana, estamos apresentando Ardha Matsyendrasana, de maior facilidade e efeitos parecidos.

Sentado com as pernas estiradas para a frente, flexiona-se a perna direita, colocando a planta do pé no chão, próximo às nádegas, e a mão direita também no chão, atrás.

Com a mão esquerda, segure a perna dobrada, colocando-a do mesmo jeito, junto, e do outro lado da perna esquerda.

Solte a perna e leve agora o braço esquerdo dobrado, com a mão voltada para cima, apoiando-o no lado direito da coxa direita, que continua dobrada.

Inspire, alinhando a coluna. Ao expirar, vá torcendo pelo lado direito, no sentido horário.

Mantenha a respiração livre aproximadamente por oito ciclos respiratórios e depois retorne inspirando.

Em seguida, troque as posições das pernas e mãos, e torça no sentido contrário.

Procedimentos importantes para a execução das posturas de torção:

1 – Aconselha-se começar pela direita, ou seja, no sentido horário, porque assim provoca maior estímulo aos movimentos peristálticos dos intestinos.

2 – As torções partem de baixo para cima: primeiro as lombares, em seguida as dorsais, e por último as cervicais. Para desfazer, o sentido é inverso, ou seja, das cervicais para as lombares.

3 – Ambos os glúteos devem estar em contato com o apoio.

4 – A coluna deve permanecer alinhada e relaxada.

BENEFÍCIOS

Corporais:

Ajuda a combater as dores nas costas e fortalecer os músculos.

Graças à compressão exercida sobre a região abdominal, estimula o fígado, os rins e o pâncreas, auxiliando o peristaltismo dos intestinos.

Aumenta a vitalidade do organismo, passando uma sensação de jovialidade.

Mentais:

Manter-se concentrado no alinhamento da coluna e na torção que o corpo assume.

Emocionais:

À medida que a coluna gira, percebe-se que as resistências oferecidas pelo corpo estão sendo vencidas. Por associação, sinta-se eliminando todos os obstáculos na sua vida.

Posturas de Equilíbrio

De um modo geral, as posturas de equilíbrio estimulam a estabilidade do indivíduo, melhorando os reflexos e percepções, tanto no nível físico quanto no psicológico, possibilitando o desenvolvimento da confiança e autoestima. São posturas ideais para estimular a concentração e, portanto, bem apropriadas como ajuda nos processos meditativos. Algumas delas, a depender da posição do corpo e do tempo de permanência, atuam fortalecendo os músculos e órgãos nas regiões nas quais as ações são exercidas. A prática dessas posturas, para manter o equilíbrio nas diversas posições de instabilidade, influencia no aprimoramento da personalidade do indivíduo no processo de superação de crises. A perda, mesmo temporária, da segurança que os pés nos disponibilizam, apoiados firmes no chão, pode indicar adversidades que muitas vezes inesperadamente aparecem no âmbito psicológico, fato que nos deixa desnorteados e inseguros.

As posturas de equilíbrio atuam eficientemente no combate às causas que levam as pessoas a sentimentos de medo e insegurança, notadamente aquelas com mentes dispersas e preocupadas.

EXECUÇÃO

Procedimentos básicos

Procure ficar relaxado e seja determinado na intenção. Em nenhum momento se preocupe se você está desequilibrando-se com frequência. Se isso acontecer, repita quantas vezes forem necessárias. É um bom momento para trabalhar e fortalecer Tapas.[1] É sempre oportuno lembrar que, embora sejamos semelhantes, cada um é diferente. Se alguém, ao seu lado, está fazendo a postura melhor ou pior, não se deixe influenciar. E se você estiver sozinho, razão maior para continuar tranquilo. Em todos os momentos de movimentos e paradas, manter os olhos fixos em um ponto à sua frente é de grande ajuda para manutenção da estabilidade.

Tadasana

A POSTURA DA MONTANHA

Denominação
Também chamada de Samasthiti.
"Tada" significa montanha.
"Sama" quer dizer ereto, de pé, imóvel, firme, direito.
"Sthiti" refere-se a ficar imóvel, firme.
Portanto, Tadasana trata-se de postura em que se deve ficar estável e ereto, como uma montanha.
A montanha é muitas vezes utilizada para representar o tempo, por ter sido testemunha de quase todas as eras. Em função de sua beleza e grandiosidade, sempre despertou e atraiu o interesse dos homens e sempre nos faz chegar perto das alturas para contemplar a vastidão do mundo. Quando nos comparamos a ela, sentimos nossos pés sendo sua base, nosso tronco seu corpo e sua extremidade nossa visão, e podemos assim divisar todas as coisas que estão diante de nós. Se aprendermos a representar o papel da montanha, tornamo-nos poderosos com seu poder e capacitamo-nos a colocar a cabeça nas nuvens, mantendo a segurança dos pés, na terra.

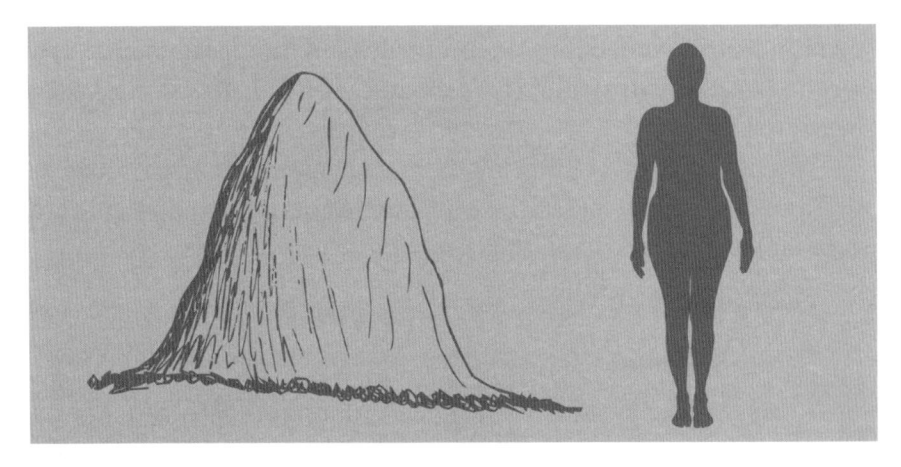

EXECUÇÃO

Mantenha-se em pé, deixe os pés juntos e paralelos, corpo ereto, os braços estirados ao lado das coxas, olhos voltados para a frente. Adotando uma atitude serena, procure ficar completamente imóvel durante no mínimo um minuto. Experimente depois com os olhos fechados.

BENEFÍCIOS

Corporal:

Para manter a verticalidade correta do corpo, precisa-se contrair os glúteos e o abdome, projetando o tórax para a frente, evitando, assim, que o peso fique somente nos calcanhares. Como resultado imediato, esta posição ajuda a corrigir a postura, impedindo que o abdome fique protuberante e a coluna inclinada para trás; nela, devemos manter o corpo em completa imobilidade.

Mental:

Manter-se atento à imobilidade do corpo e serenidade da mente.

Emocional:

Absorver e incorporar os atributos da montanha, identificando-se com o sentimento do poder, da confiança, da serenidade e autoestima.

GARUDASANA

A POSTURA DA ÁGUIA

Segundo a tradição védica, "Garuda" é o veículo do deus Vishnu. Também "Garuda" representa, dentro dessa mesma tradição, o despertar da consciência daqueles que aspiram atingir níveis elevados nos patamares da evolução espiritual.

Ao praticarmos esta postura, ao nos deixarmos ser envolvidos naquilo que "Garuda" simboliza, podemos assimilar seu poder, concentrando-nos na força vital que a águia representa e realiza, ajudando-nos na difícil tarefa da concentração e meditação.

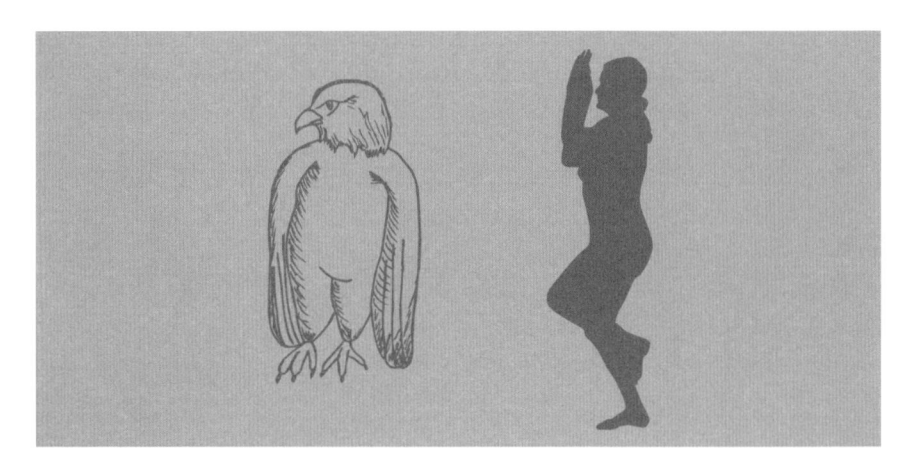

EXECUÇÃO

Sua prática exige bastante atenção para manter-se em equilíbrio com pernas e braços entrelaçados. O corpo apoia-se sobre uma perna, enquanto a outra se enrola nela na altura do joelho e desce em espiral até os dedos dos pés prenderem-se por trás da perna de apoio, um pouco acima do calcanhar. Um braço dobra-se à frente, em ângulo reto, deixando a mão aberta com o polegar apontando para o nariz, e o outro vem por baixo, cruzando-se na altura dos antebraços, enrolando-se no primeiro, de tal modo a possibilitar as palmas das mãos a se encontrarem, mantendo sempre os polegares voltados para trás, como se fossem o bico da águia.

Permanecer na postura com a respiração livre durante um tempo de conforto, mantendo os olhos fixos em um ponto à sua frente.

A postura deve ser repetida, trocando a posição das pernas e braços.

BENEFÍCIOS

Corporais:

A prática desta postura, em razão do forte entrelaçamento de braços e pernas, torna-se eficiente no combate à rigidez e dores na maioria das articulações do corpo, principalmente relacionadas com os braços, pernas e ombros, ajudando inclusive a recuperar a antiga flexibilidade dessas áreas.

Mentais:

Para estimular o poder de concentração, manter-se atento a um ponto à sua frente, como uma águia que observa a vastidão do horizonte.

Emocionais:

Procurar desenvolver a confiança dentro de si, como se fosse uma águia que se equilibra no pico dos altos penhascos, preparada para deslocar-se a qualquer momento, atirando-se das alturas.

Vrikshasana

A POSTURA DA ÁRVORE

A árvore sempre esteve presente na tradição de todos os povos, com diversas simbologias. Em Gênesis, há referência da árvore que continha o fruto do bem e do mal. Na Antiguidade, os sumérios entendiam que as árvores poderiam desvendar os segredos da vida. No antigo Egito acreditavam que o deus Ra aparecia todas as manhãs entre dois sicômoros, árvores que uniam os mundos inferiores e superiores.

No Hatha Yoga, a árvore é mais que um exercício de equilíbrio corporal, pois visa estabilizar a mente.

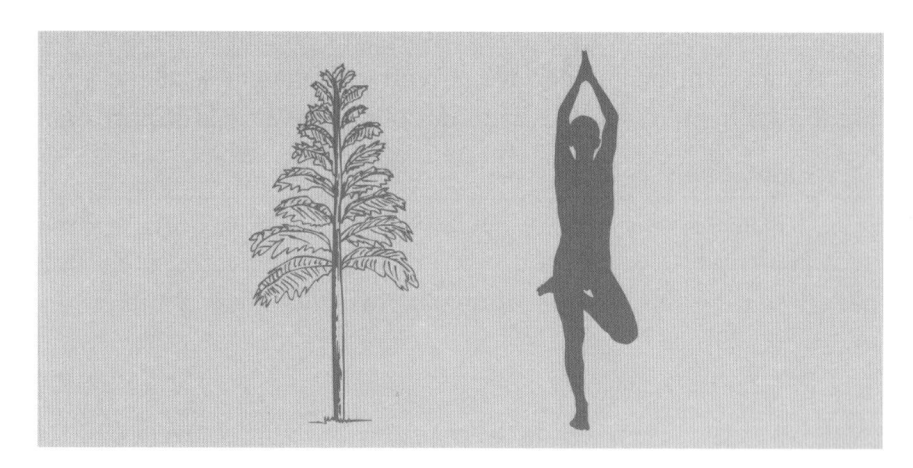

Praticando esta postura, além de estimularmos as duas condições mencionadas (imobilidade do corpo e estabilidade da mente), poderemos chegar a níveis mais sutis de nossa natureza, incorporando as diversas simbologias das árvores aos nossos propósitos. Na postura da montanha, por exemplo, seu equilíbrio é simples e natural, por conta de sua grande estabilidade. O equilíbrio da árvore, por ser instável, exige um grande desafio. A luta para manter-se em pé não depende de seu formato, mas de suas raízes que se aprofundam continuamente no solo. Podemos aprender com as árvores a suportar os desafios da vida. Por mais que as situações sejam adversas, não devemos nos deixar abater, procurando sempre manter o equilíbrio, tornando-nos fortes, firmes e flexíveis.

POSTURA DA ÁRVORE I

EXECUÇÃO

Fique em pé. Flexione a perna esquerda, colocando, com a ajuda das mãos, o pé esquerdo apoiado de lado, sobre a coxa direita, próximo da articulação coxofemoral (virilha), como se estivesse em *lótus*.

Mantenha as duas mãos juntas na frente do peito e fixe os olhos em um ponto à sua frente.

Comece a inspirar e nesse intervalo de tempo eleve os braços, deixando-os bem estirados, acima da cabeça. Deixe a respiração livre e permaneça imóvel na postura durante aproximadamente uns 40 segundos.

Para desfazer a postura, inspire e, ao expirar desça as mãos, que continuam unidas, até o peito. Inspire novamente e, ao expirar, desça simultaneamente os braços e o pé.

Repita, trocando de perna.

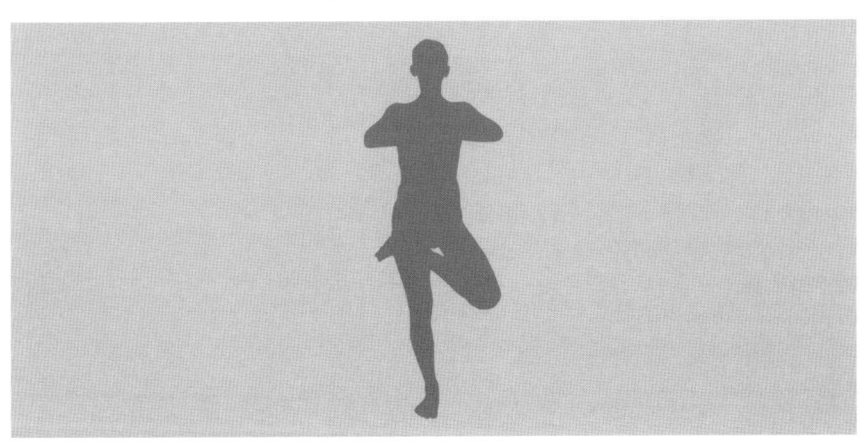

BENEFÍCIOS

Corporais:

Além dos benefícios apontados na introdução, no nível físico esta postura fortalece ombros, pernas, tornozelos e pés, assim como os músculos das costas que se contraem para manter o alinhamento do corpo.

Mentais:

Manter-se concentrado em um ponto, entre as sobrancelhas, para melhorar o equilíbrio. Posteriormente, imaginar as mãos subindo, imitando as folhas das árvores que buscam a luz do sol, em completo alinhamento.

Emocionais:

Conforme já comentado, ao praticar a postura, podemos entrar em contato com nossos sentimentos, absorvendo da árvore suas qualidades essenciais: firmeza, equilíbrio, flexibilidade, força.

POSTURA DA ÁRVORE II

De modo semelhante à postura anterior, elevamos os braços verticalmente com as mãos unidas até ficarem bem acima da cabeça, enquanto inspiramos. Ao expirarmos, fazemos uma flexão para a frente, sem dobrar a perna de apoio, até encostar as pontas dos dedos no chão, tempo em que a respiração fica livre, entre 15 a 30 segundos.

Retornamos inspirando, trazendo de volta as mãos estiradas até o alto da cabeça. Na expiração descemos os braços lateralmente, enquanto colocamos o pé no chão.

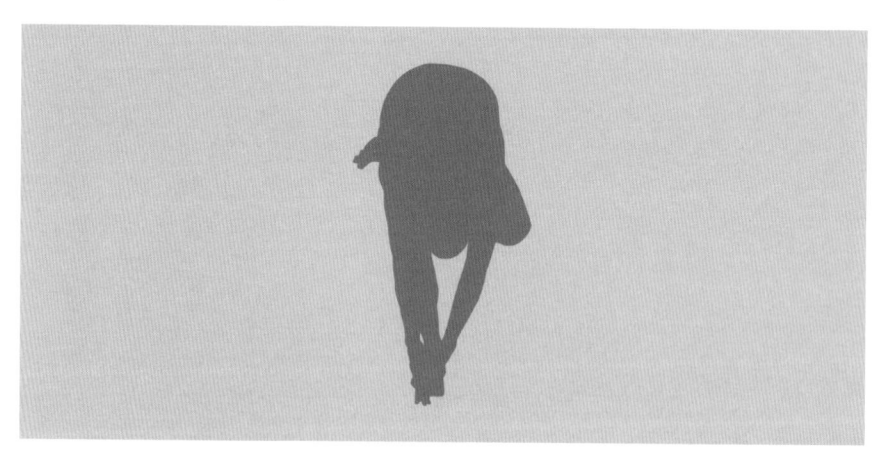

BENEFÍCIOS

Os benefícios indicados para a postura da Árvore I servem para esta, acrescentando que neste caso os músculos que se fortalecem são os anteriores.

Em razão da grande curvatura assumida na execução deste asana, os músculos posteriores ficam intensamente submetidos a forte tração, provocando grande elasticidade ao corpo.

Contraindicações:

A postura da Árvore II é contraindicada para quem possui restrições na coluna.

NATARAJASANA

A POSTURA DO BAILARINO

Na tradição, Shiva é o criador do Yoga. Na mesma tradição hindu, ele é o deus destruidor, é o destruidor do mal para reconstruir um mundo novo, portanto, é também um deus transformador. O Yoga também se identifica com esse objetivo: a transformação de nosso ego.

Como Nataraja, Shiva torna-se o bailarino cósmico, dançando sobre o mal, simbolizando a vitória e a eterna renovação dos mundos.

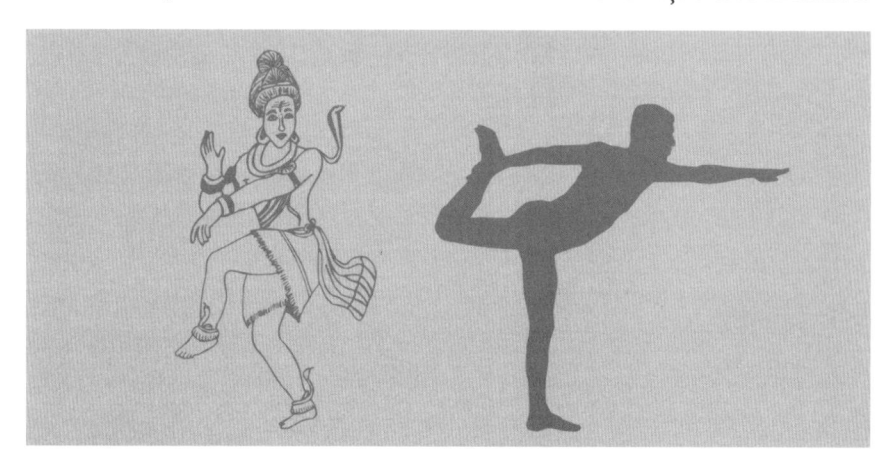

EXECUÇÃO

Em pé, direcione o braço esquerdo para a frente, à altura dos ombros, com a palma da mão voltada para baixo.

Dobre a perna direita para trás, segurando-a pelo lado de fora com a mão direita, aproximando o calcanhar direito das nádegas, mantendo os dois joelhos unidos.

Eleve a perna direita para trás, ao máximo, ajudando com a mão, que continua segura nas imediações do tornozelo.

Conserve o braço direito esticado para trás, e o esquerdo estendido para a frente, na altura dos ombros.

Deixe os olhos voltados para a frente.

Mantenha-se em equilíbrio, procurando sentir um alongamento entre os braços que se afastam em sentido contrário, e também o alongamento entre o pé de apoio e a cabeça.

Desfaça a postura e repita, trocando a posição das mãos e pernas.

BENEFÍCIOS

Corporais:

Fortalece e tonifica os músculos das pernas, coxas, costas, dos ombros e do tórax, ajudando a melhorar a flexibilidade do corpo.

Mentais:

Desenvolve o poder de atenção e concentração.

Concentrar-se no equilíbrio e estiramento do corpo.

Emocionais:

Enquanto permanecermos em equilíbrio na postura, podemos, como Shiva, nos imaginar combatendo nossas negatividades. E nisso, procuramos sentir todos os impedimentos e dificuldades sendo eliminados.

Kakasana

A POSTURA DO CORVO

Kakasana, muitas vezes chamada de Bakasana. Baka é o nome sânscrito da grua, pássaro aquático, encontrado nos pântanos indianos. É comum encontrar no Hatha Yoga a postura de Baka sendo traduzida por corvo.

Ao praticarmos esta postura, podemos extrair a lição de perseverança em nossos propósitos. É uma postura aparentemente difícil de execução, que vai se tornando simples e fácil no início das primeiras tentativas. Assim como a grua consegue equilibrar-se no fundo das águas lamacentas dos pântanos, podemos, com vontade e entusiasmo, encontrar a estabilidade tão necessária para conduzir os projetos de nossa vida.

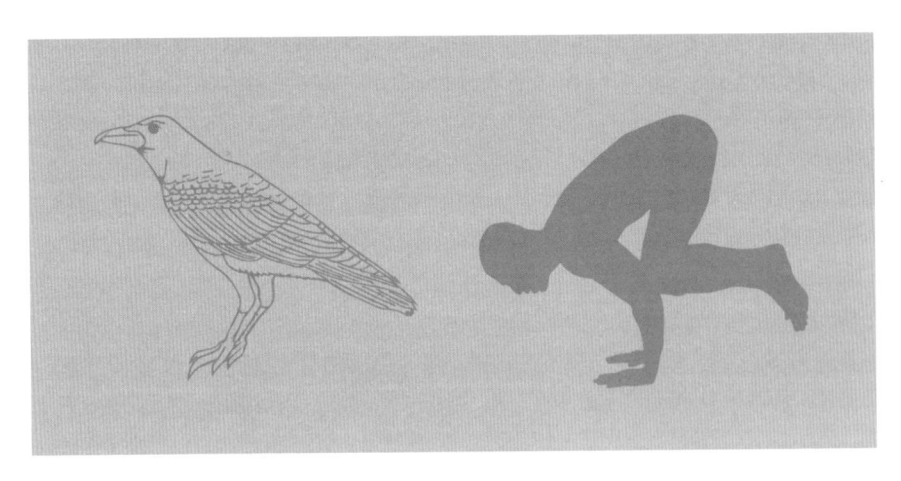

EXECUÇÃO

De cócoras, pé próximo um do outro, com calcanhares levantados e joelhos afastados, ponha as palmas das mãos no chão, à sua frente, com os dedos abertos.

Mantenha os cotovelos levemente dobrados e deixe os joelhos encostarem-se neles, por trás.

Incline-se mais para a frente e sinta que o peso do corpo está sendo transferido dos pés para os cotovelos, através dos joelhos, que neles se apoiam.

Agora, vá tirando os pés do chão, procurando o equilíbrio através das mãos que passam a receber todo o peso do corpo.

Para melhorar o equilíbrio, mantenha os olhos fixos em um ponto à sua frente.

O tempo de execução vai depender do grau de conforto.

A postura é desfeita, trazendo os pés de retorno ao chão.

BENEFÍCIOS

Físicos:

Além daqueles citados para posturas de equilíbrio de um modo geral, esta postura fortalece as mãos, os pulsos, braços e ombros.

Mentais:

Estimular a concentração, fixando a atenção em um ponto à sua frente, tentando manter a imobilidade.

Emocionais:

Independentemente da insegurança que a vida muitas vezes parece que nos apresenta, devemos continuar firmes em nossos propósitos, procurando buscar sempre o equilíbrio em nossas ações e conduta.

Contraindicações:

Não é recomendada para pessoas cardíacas.

Posturas em Pé com Flexão Lateral

TRIKONASANA

"Tri" significa três; kona, ângulo. Trikonasana, a postura do triângulo. A figura do triângulo está presente em diversas formas no mundo. Segundo os lógicos, a linguagem é uma combinação triangular entre o emissor, a mensagem e o receptor.

Na visão religiosa, a Divindade única é representada por três pessoas, e se chama trino. Nosso corpo é dividido em três partes: cabeça, tronco e extremidades (membros). O deus do mar, Netuno, simbolizava seu poder carregando um tridente em sua mão.

Na Matemática, os ângulos internos de um triângulo somam sempre 180 graus, e através de três pontos podemos definir um plano.

As qualidades básicas do triângulo são a força, a capacidade de receber e distribuir peso, e a de resistir pressão.

Ao executarmos Trikonasana, podemos enriquecer nossa experiência com essas três qualidades do triângulo, associando aos músculos de nosso corpo os atributos da força; a distribuição de peso fica a cargo da inteligência de nossa mente racional; e a resistência à pressão, ao equilíbrio e controle de nossas emoções. Se conseguirmos interagir, harmonizando esses três corpos, conseguiremos obter uma vida equilibrada e plena.

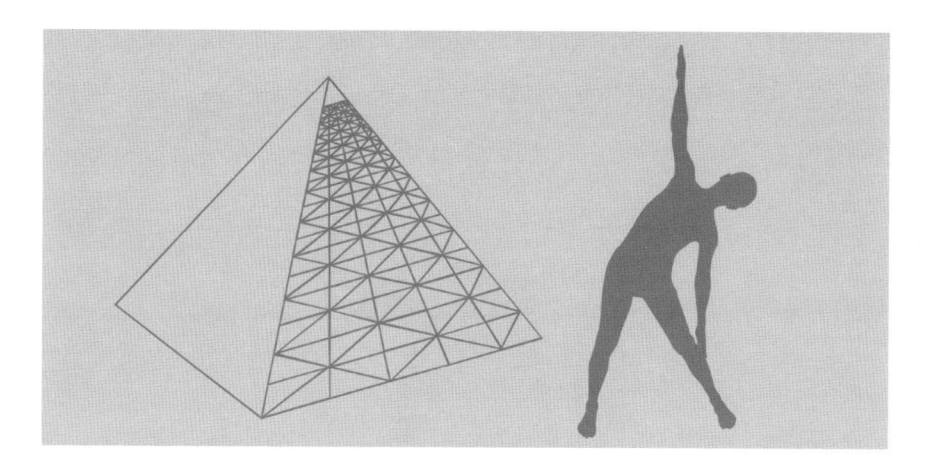

TRIKONASANA I

EXECUÇÃO (Ver figura anterior)

Mantenha as pernas afastadas e braços ao lado das coxas. Inspire abrindo os braços horizontalmente. Ao expirar, mantenha os braços abertos e faça uma flexão para a esquerda. Permaneça nessa posição com os braços alinhados na vertical, deixando a mão esquerda encostada à perna esquerda. Permaneça na postura durante um ciclo de oito respirações regulares. Inspire para retornar mantendo os braços abertos. Expire, descendo os braços. Repita a postura para o lado direito.

TRIKONASANA II

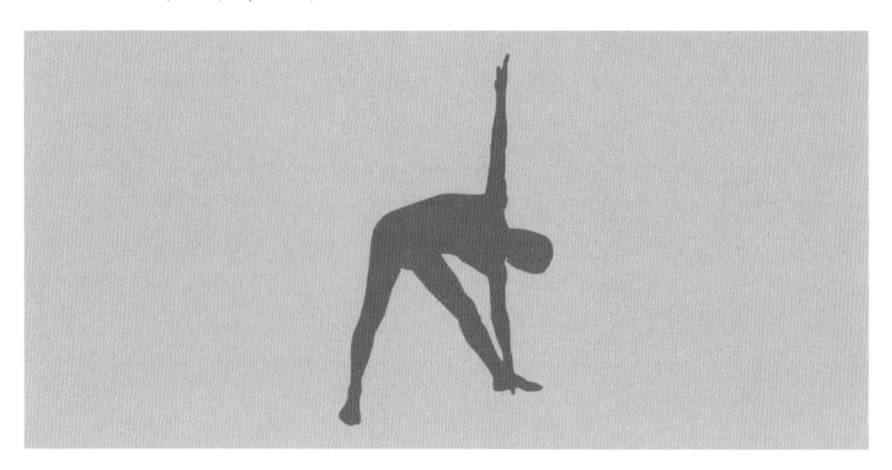

EXECUÇÃO

Pernas afastadas e braços ao lado das coxas. Inspire, abrindo os braços, e gire o pé esquerdo para a esquerda. Ao expirar, mantenha os braços abertos e faça uma flexão para o mesmo lado, levando a palma da mão ou os dedos da mão esquerda a tocarem o chão pela parte interna do pé, deixando os braços alinhados. Procure não se inclinar muito para a frente, evitando afastar-se em demasia da lateralidade. Mantenha-se imóvel na postura durante oito ciclos respiratórios. Retorne inspirando, mantendo os braços abertos. Expire, descendo os braços. Repita para o lado direito, do mesmo modo.

BENEFÍCIOS: TRIKONASANA I E TRIKONASANA II

Corporais:

Em função do movimento para os lados nos dois sentidos, as vértebras são submetidas ao esforço de tensão e compressão, aumentando a elasticidade da coluna. Em função desse mesmo movimento, os músculos laterais estendem-se, permitindo um excelente estiramento e fortalecimento lateral do tórax. Os músculos dorsais, em determinadas posições, são acionados, principalmente naquelas em que o tronco movimenta-se para a frente, ajudando no combate às dores nas costas. As pernas e os quadris, ao permanecerem estirados, vão perdendo a rigidez. Ao ser tracionada e comprimida, a cintura poderá tornar-se mais delgada. É uma postura que provoca excelente massagem nos rins e também permite eliminar as gorduras localizadas na região da cintura.

Mentais:

Estar concentrado na distribuição do peso e na respiração, aprimorando a percepção.

Emocionais:

Procure sentir presente, enquanto realiza a postura, seus três estados: físico, mental e emocional, equilibrados, e associe a isso a possibilidade de harmonização de seu ser.

Posturas em Pé com Flexão da Perna

(VIRABHADRASANA)

POSTURA DO GUERREIRO

É nome de postura em homenagem a um herói lendário da tradição hindu. Sua execução deve ser vivenciada como a de um guerreiro que cultiva sua força, baseado no equilíbrio do corpo e da mente. A expressão tranquila de seu semblante, ao manter-se imóvel, direcionando o olhar por cima do braço estendido, na direção do horizonte, transmite a coragem e paz que devemos incentivar e buscar dentro de nós mesmos nos momentos de dificuldades que encontramos em nossas batalhas e conflitos.

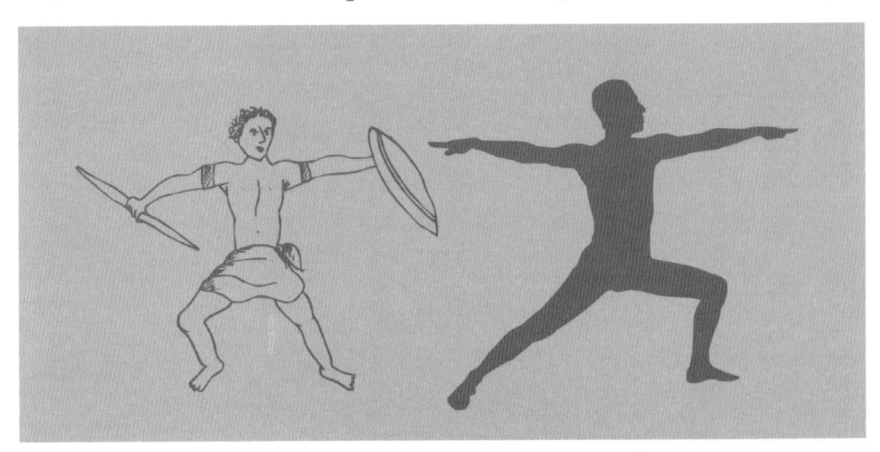

EXECUÇÃO

Inicia-se com as pernas afastadas, pés paralelos e braços soltos ao lado do corpo.

Ao inspirar, eleve os braços, alinhando-os ao nível dos ombros e simultaneamente gire o pé esquerdo e a cabeça para o lado esquerdo.

Ao expirar, dobre a perna esquerda, deixando o joelho alinhado verticalmente com o calcanhar.

Mantenha-se sereno, acompanhado de uma respiração profunda, sustentando-se nessa posição durante o tempo de cinco a seis ciclos respiratórios.

Retorne inspirando, corrigindo o pé e a cabeça, mantendo os braços abertos, e ao expirar gire a cabeça e o pé direito para o lado direito, repetindo a postura para o outro lado, do mesmo modo.

BENEFÍCIOS

Corporais:

Fortalecem as pernas, os joelhos, as coxas e nádegas, atuando também nas costas, nos ombros e no pescoço.

Alivia câimbras na barriga das pernas e coxas.

Alarga e fortalece o peito, estimulando a respiração profunda.

Mentais:

Ao efetuar a postura, deve-se buscar a serenidade e estar atento ao aprimoramento do equilíbrio e o desenvolvimento do poder de concentração.

Emocionais:

Ao realizar a postura, procure sentir, dentro de si, a força e a coragem do guerreiro, fazendo parte natural de suas qualidades, indispensáveis às necessidades, no dia a dia de sua vida.

Posturas em Pé com Flexão para Trás

(RETROFLEXÃO)

CHAKRASANA

Às vezes conhecida como meia postura da roda. Olhando para o Universo, é fácil perceber que Deus o construiu através de linhas curvas. Quando contemplamos a vastidão da noite, as estrelas se apresentam como pequeninos pontos circulares no céu. O Sol e a Lua deslocam-se como duas enormes bolas de luz, diante de nossos olhos; e nossa Terra nada mais é que um enorme globo circular que se movimenta atraído e seguindo o Sol nesse espaço sem fim.

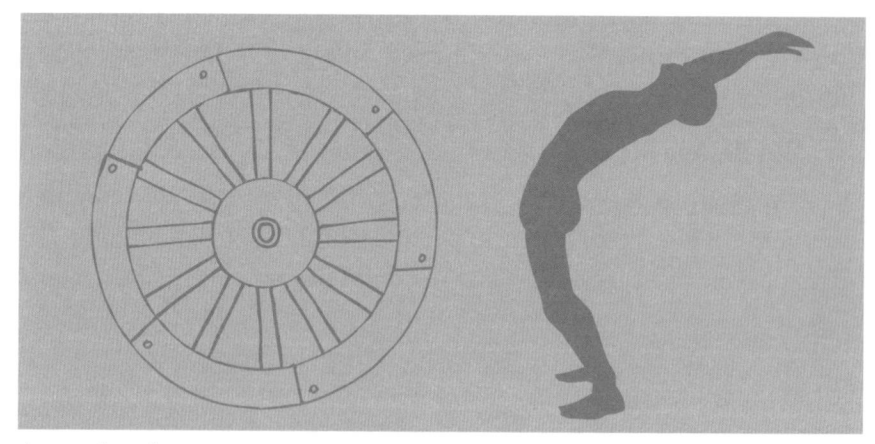

Ao vislumbrarmos as montanhas, de longe percebemos seus contornos arredondados, marcando as linhas que se perdem em um horizonte distante, enquanto os lagos, mares e oceanos preenchem a superfície da Terra com suas águas, mostrando em seus limites as linhas sinuosas de suas margens.

Talvez seja por isso que, quando queremos representar Deus através de uma figura, desenhamos um círculo. O círculo é a forma geométrica que não tem princípio nem fim, igualzinho a Ele, em toda a sua plenitude.

EXECUÇÃO

Em pé, inspire levantando as mãos pela frente com os braços paralelos.

Ao expirar, gire a pélvis, fazendo uma flexão para trás, curvando o abdome para dentro e dobrando também o tórax como se quisesse imitar o arco de uma meia circunferência. Mantenha o arqueamento, respirando regularmente enquanto sentir-se confortável. Retorne inspirando, desfazendo o arco.

Expire, descendo os braços lateralmente.

BENEFÍCIOS

Físicos:

Postura apropriada para alongar e tonificar os músculos anteriores do corpo.

Na flexão para trás, além de fortalecer os músculos das costas, atua massageando os rins.

Por conta da forte atuação a que são submetidas as vértebras durante o arqueamento, permite manter a coluna com excelente capacidade de flexibilidade, ajudando a combater as dores e o desconforto nas costas.

Mentais:

Manter a atenção dirigida para a coluna e a abertura do tórax.

Emocionais:

Deixar-se ser estimulado e envolvido, durante a prática da postura, pelo sentimento de alegria.

Contraindicações:

Pessoas com restrições na coluna e pressão alta não devem virar muito o corpo para trás.

Posturas com Joelhos Apoiados no Chão

VAJRASANA

É conhecida como a postura do diamante. É um asana utilizado na prática da meditação. A posição mais elevada, que o apoio das pernas e calcanhares oferece, permite a coluna alinhar-se confortavelmente na vertical, possibilitando as condições perfeitas para a imobilidade do corpo. Cria, portanto, as condições necessárias para a meditação. É uma postura às vezes utilizada para afastar as más vibrações.

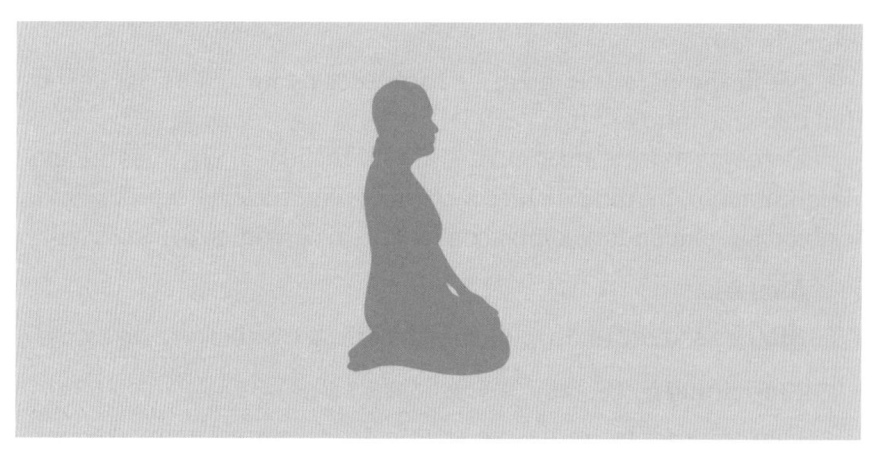

EXECUÇÃO

Ajoelhe-se, mantendo as pernas juntas e os pés estirados para trás. Agora, sente-se sobre os calcanhares, deixando que os dedos gordos se toquem e os calcanhares girem e se afastem lateralmente, permitindo as nádegas acomodarem-se confortavelmente.

Mantenha as mãos apoiadas naturalmente sobre as coxas.

BENEFÍCIOS

Corporais:

Pelo fato de as pernas estarem dobradas para trás, dificultando a circulação das extremidades inferiores, a quantidade de sangue no abdome torna-se abundante, daí as sua prática ser recomendada para estimular a digestão, podendo ser executada logo após as refeições.

Ajuda a eliminar a flatulência.

Melhora a flexibilidade dos joelhos.

Mentais:

A posição que o apoio das pernas e dos calcanhares oferece permite à coluna alinhar-se na vertical, criando ótimas condições para a imobilidade do corpo e consequentemente estimula a serenidade da mente, tão necessária à meditação.

USTRASANA

"Ustra" significa camelo. Os camelos estimulam os povos do deserto a utilizarem-se da sabedoria. Eles conseguem sobreviver armazenando água e, em situações difíceis, são capazes de recorrer às suas próprias reservas nutritivas. Talvez por isso "ustra" signifique "aquele que lança a luz sobre a mente", o que insinua e estimula as pessoas a buscarem o saber do conhecimento onde ele esteja. Assim, podemos buscar, em nós mesmos, lembranças ou percepções profundas nas instâncias mais sutis de nossa consciência.

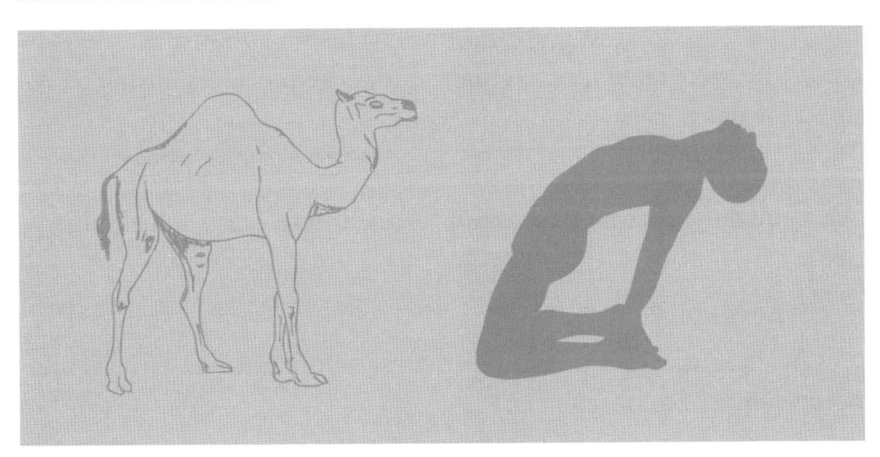

EXECUÇÃO

Comece em Vajrasana. Caso tenha dificuldade, fique de joelhos, mantendo as pernas juntas e dobradas para trás, com o peito dos pés estirados e encostados no chão. Coloque primeiro a mão esquerda apoiada sobre o calcanhar esquerdo, ou sobre a planta do pé. Em seguida, a mão direita sobre o outro calcanhar ou planta do pé.

Enquanto inspira, vá arqueando o peito através de uma retroflexão.

Permaneça durante um tempo aproximado de seis ciclos respiratórios.

Retorne e fique em swangasana (postura do cisne) durante alguns segundos.

BENEFÍCIOS

Corporais:

Excelente para estimular o bom funcionamento da tireoide, ajudando no controle do peso, principalmente nos casos de emagrecimento.

Atua eficientemente estimulando as glândulas sexuais.

Sua ação provoca a expansão da caixa torácica, beneficia os pulmões e tonifica os músculos do peito. Além de provocar a abertura das vértebras, aumenta a elasticidade da coluna e dos músculos ao longo de região onde cada ação é exercida. Atenua as dores nas costas e artrite nos ombros.

Em virtude da contração dos músculos posteriores, as costas são fortalecidas, aliviando o cansaço e as dores na região dorsal e nos ombros.

Ajuda a reduzir as gorduras localizadas no abdome.

O esforço exercido nas extremidades inferiores fortalece os músculos das pernas.

Mentais:

Concentrar-se na expressão: "Aquele que lança a luz sobre a mente".

Emocionais:

Ao executar esta postura, procurar sentir essa luz envolvendo todo o campo da consciência.

Contraindicações:

Este Asana é contraindicado para casos de hérnia de disco.

VARIAÇÃO

Para facilitar a execução da postura anterior, caso se tenha dificuldade, há uma posição mais simples:

Fique de joelhos, mantendo as pernas juntas e dobradas para trás, com os dedos dos pés voltados para dentro.

Apoie a mão esquerda no calcanhar do pé esquerdo e, a direita, no outro calcanhar.

Enquanto inspira, vá arqueando o peito para cima, deixando a cabeça caída para trás. Permaneça durante seis ciclos respiratórios.

Retorne suavemente, ficando em Swangasana (postura do cisne).

PREPARATÓRIOS

Para fazermos estas posturas, podemos nos utilizar de algumas práticas mais leves que nos ajudam a preparar para sua execução final; é o que chamamos de "preparatórios".

PREPARATÓRIO I

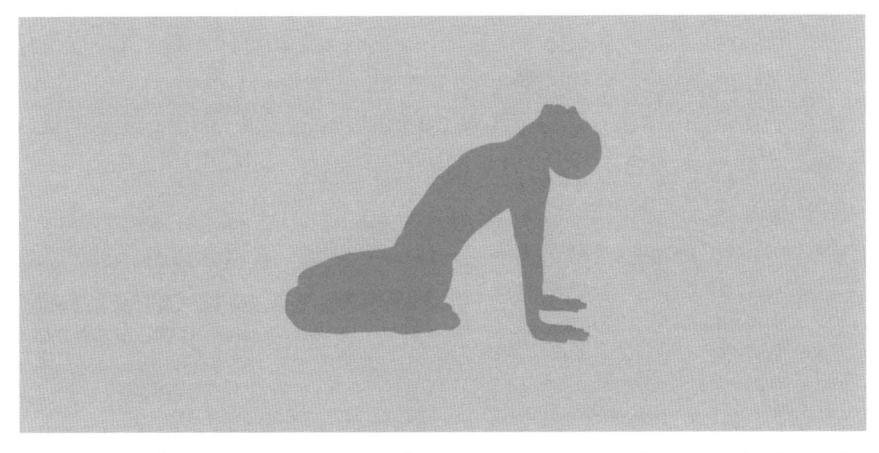

Sentado em Vajrasana, coloque as mãos no chão, atrás dos pés, com os dedos apontados para fora, deixando os cotovelos retos.

Permaneça sentado sobre os calcanhares e, ao inspirar, eleve o abdome e o tórax, provocando um arqueamento do corpo, mantendo a cabeça caída para trás.

Com a respiração livre, permaneça na postura durante seis ciclos respiratórios.

Retorne suavemente, ficando em Swangasana (postura do cisne).

PREPARATÓRIO II

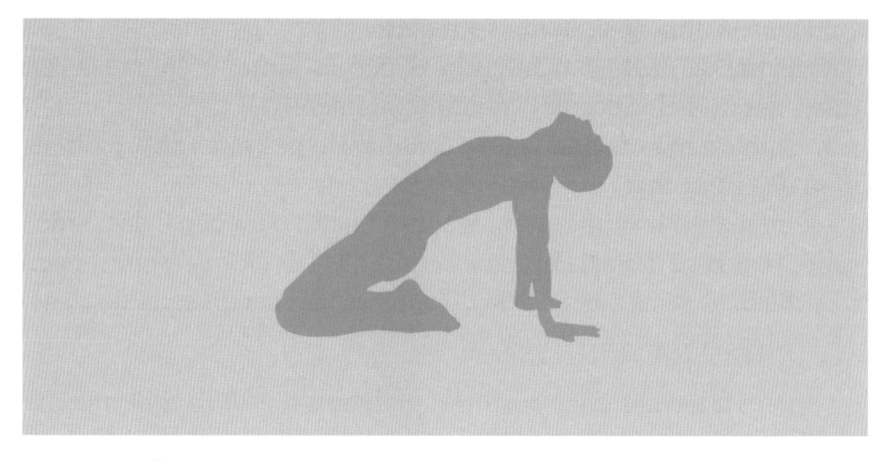

Semelhante à postura anterior. A única diferença reside em levantar também os glúteos, afastando-os das pernas, local onde estavam apoiados.

Retorne suavemente, ficando em Swangasana (postura do cisne).

Observação: Swangasana pode ser praticada como contrapostura. É uma postura com joelhos dobrados, sentado sobre as pernas e os calcanhares, testa apoiada no chão e braços estirados naturalmente na frente do corpo.

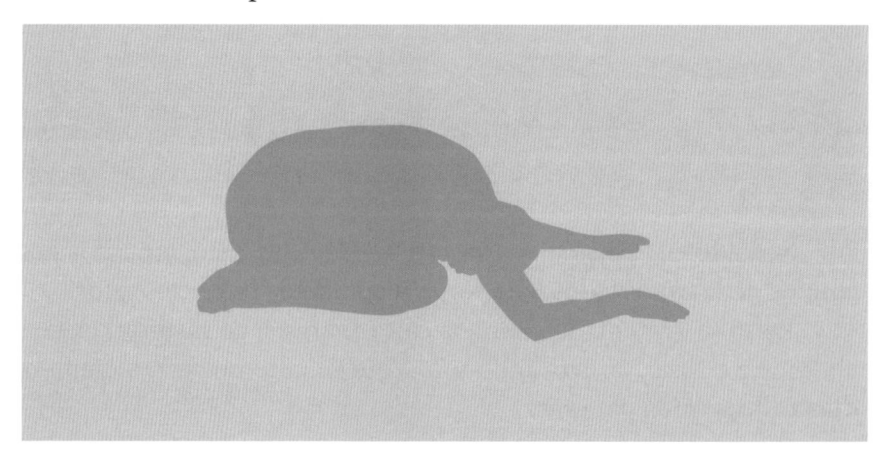

SIMHASANA

"Simha" significa leão. Simhasana, a postura do leão. É uma postura que imita um leão que ruge. O leão sempre foi o símbolo utilizado para representar a realeza. Força, astúcia, coragem e destreza fizeram dele "o rei" dos animais. Ao praticarmos a postura, podemos levar em conta esses atributos e assimilar essas qualidades em nossa vida, criando e elaborando certas condições que podem nos ajudar a avançar na direção da realização de nossos anseios, minimizando a influência de nossos traumas e resgatando nossos poderes adormecidos.

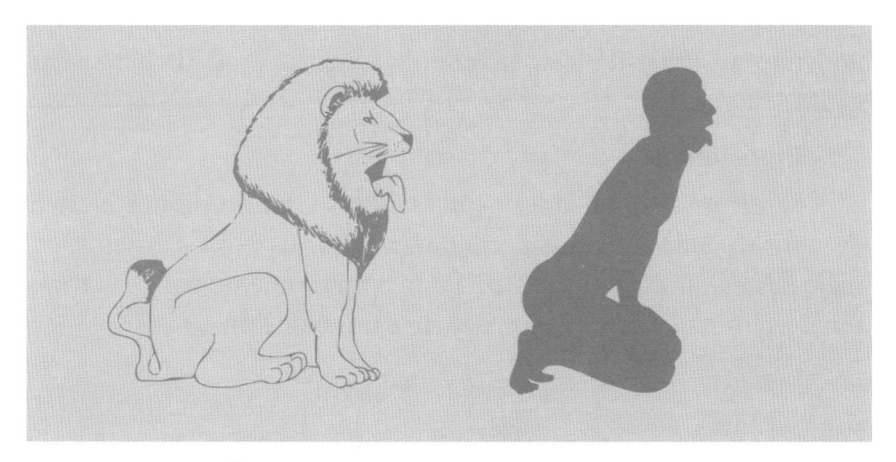

EXECUÇÃO

Sentado sobre os calcanhares, com os dedos dos pés voltados para dentro, mãos abertas apoiadas sobre os joelhos.

Após uma inspiração profunda, como um leão feroz, abrimos bem a boca; os braços e os dedos das mãos se estiram; a língua também é esticada e dirigida para baixo, em direção ao queixo, e os olhos abertos e arregalados para cima.

Agora, expire vigorosamente, abrindo bem a garganta.

Procuramos relaxar, recolhendo a língua.

Em seguida, com ar nos pulmões, force o véu palatino com a extremidade da língua. Repita de três a cinco vezes.

BENEFÍCIOS

Físicos:

Fortalece a musculatura do rosto e da garganta, estimulando a tireoide.
Recomendada nas amigdalites, faringites, rinites e na rouquidão.
Faz relaxar as tensões na nuca e cervicais.
Melhora a qualidade da voz e ajuda nos casos de gagueira.
Útil no combate ao estresse.

Mentais:

Procurar concentrar-se nas qualidades mais expressivas que podemos absorver do leão, mantendo a atenção voltada para a garganta e língua.

Emocionais:

Sentir essas qualidades expressando-se dentro de nós e criando possibilidades que nos permitam realizar os nossos anseios, por meio desses valorosos atributos. É um bom momento para soltarmos todas as limitações que nos prendem e nos sufocam.

Posturas Deitadas em Shavasana Frontal – Bruços

BHUJANGASANA

"Bhujanga" significa cobra, portanto Bhujangasana é a postura da cobra com a cabeça levantada.

A serpente esteve presente na cultura dos povos antigos e, até hoje, continua envolvida nas diversas simbologias. No primeiro livro da Bíblia, em "Gênesis", ela já aparece no Jardim do Éden, inserida na história do bem e do mal. No Novo Testamento, Jesus faz referência a ela, quando diz: "Sede astuto como uma serpente e manso como uma pomba". Na história e crendice de muitos povos, ela representa a fertilidade, a sabedoria, a tentação, o nascimento e morte.

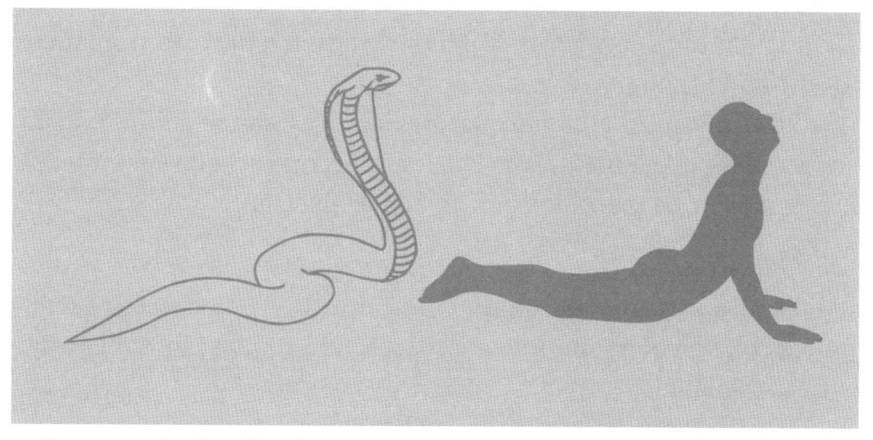

Psicologicamente, a imagem de uma serpente pode representar o perigo e também a sabedoria para contornar os obstáculos e dificuldades encontrados ao longo de nossa vida.

EXECUÇÃO

Inicia-se na posição deitado de bruços com as mãos apoiadas abaixo dos ombros e a testa no chão.

Enquanto se levantam lentamente a cabeça e o tórax, a coluna se comprime e os músculos dorsais são contraídos.

Os braços permanecem ligeiramente dobrados e a cabeça virada para cima.

A região pubiana deve estar sempre apoiada no chão.

É aconselhável um tempo de duração entre cinco a dez ciclos respiratórios.

BENEFÍCIOS

Físicos:

Excelente para atenuar os males de quem trabalha inclinando-se para a frente e de quem tem dores na espinha. Por atuar em todas as vértebras, provoca uma irrigação sanguínea na coluna espinhal, atuando nas duas cadeias de gânglios do sistema nervoso simpático, beneficiando todos os órgãos.

Em função do aumento da pressão do abdome sobre os rins, eles recebem excelente massagem e, em decorrência do movimento de retroflexão, os músculos dorsais se fortalecem.

Mentais:

Fixar a atenção na coluna e procurar trazer à mente as lembranças que a cobra simboliza e representa: renovação, sabedoria, astúcia, vigilância.

Emocionais:

Na execução da postura, podemos deixar nossos sentimentos serem percebidos e envolvidos nas variadas mudanças que o corpo vai assumindo em sua trajetória. Inicialmente com a cabeça na terra, um gesto de humildade. Ao levantar e fletir o corpo para trás, um sentimento da energia (espiritual) subindo ao longo da coluna. Parado, com o peito aberto e exposto para fora, a percepção do sentimento de alegria. É uma postura recomendada para casos depressivos.

DHANURASANA

"Dhanur" significa arco. Dhanurasana, a postura do arco, que faz lembrar o arco de um arqueiro, arma usada para a caça e para a guerra.

O arco possui outras tantas formas e simbologias. A mais universal, e contemplada, é a do arco-íris. Na Bíblia, em "Gênesis", Deus usa o arco-íris como referência à sua aliança com os homens. O Arco do Triunfo, em Paris, simboliza as vitórias napoleônicas sobre seus adversários. Na engenharia, os arcos são obras de arte, que permitem transpor passagens difíceis ou inacessíveis de um a outro lugar. Na Índia, o arco na história de Kama, com flechas contendo flores, representa o amor, do mesmo modo que a história de Cupido simboliza essa mesma intenção, no Ocidente.

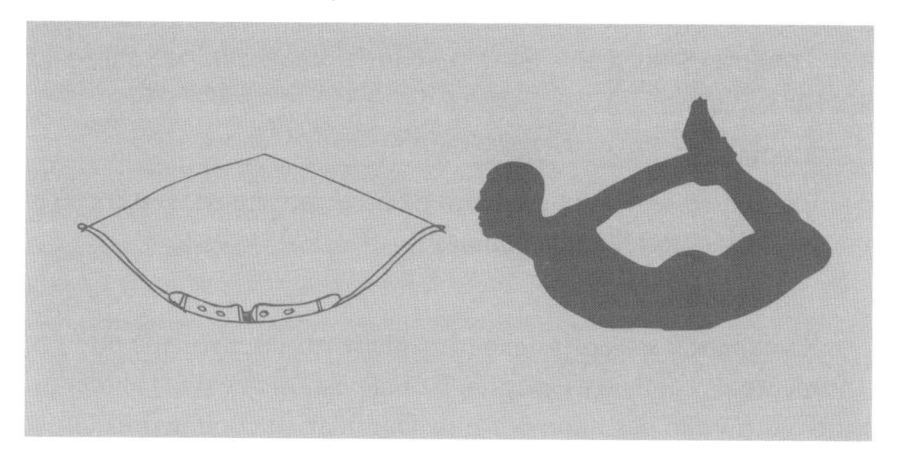

EXECUÇÃO

Em nosso corpo, o arco é representado pelo tronco e pelas pernas; a corda, pelos braços.

A postura faz-se em decúbito frontal, com os braços estendidos para trás e as mãos segurando os tornozelos.

Ao encher os pulmões de ar, em uma respiração profunda, as pernas são impulsionadas para trás, esticando-se os braços e elevando-se os joelhos.

É conveniente, durante todo o tempo, manter os pés juntos ou pelo menos os dedos gordos.

Na imobilidade, mantenha a respiração livre.

Ao primeiro sinal de desconforto, desfaça a postura e relaxe.

BENEFÍCIOS

Físicos:

Atua fortemente nas suprarrenais, rins e pâncreas.

Estimula os órgãos abdominais, tonificando todas as vísceras e combatendo a prisão de ventre, em razão do aumento da pressão intra-abdominal.

Em face da forte compressão das vértebras, de um lado, e a expansão, do outro, tornou-se uma das posturas mais eficientes para a coluna, atuando sobre os ligamentos, músculos e centros nervosos da espinha, melhorando sensivelmente a resistência e a flexibilidade.

Tonifica os músculos do tórax e fortalece os braços, ombros e o pescoço.

Mentais:

Concentre-se no alongamento da parte anterior de seu corpo e na compressão posterior da coluna.

Emocionais:

Ao expandir seu corpo, experimente sentir-se envolvido por um sentimento de confiança e alegria. É uma postura que pode ajudar as pessoas que estão passando por uma fase de tristeza ou depressão.

SALABHASANA

"Salabha" significa gafanhoto. Salabhasana, a postura do gafanhoto. Salabha é o gafanhoto protetor das messes.

Salabha é cultuado pelos camponeses, em rituais, para que não destrua as colheitas.

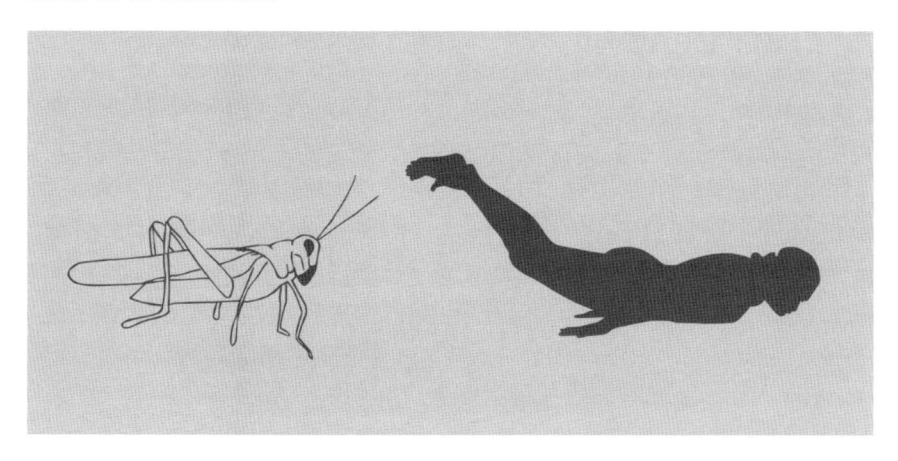

EXECUÇÃO I

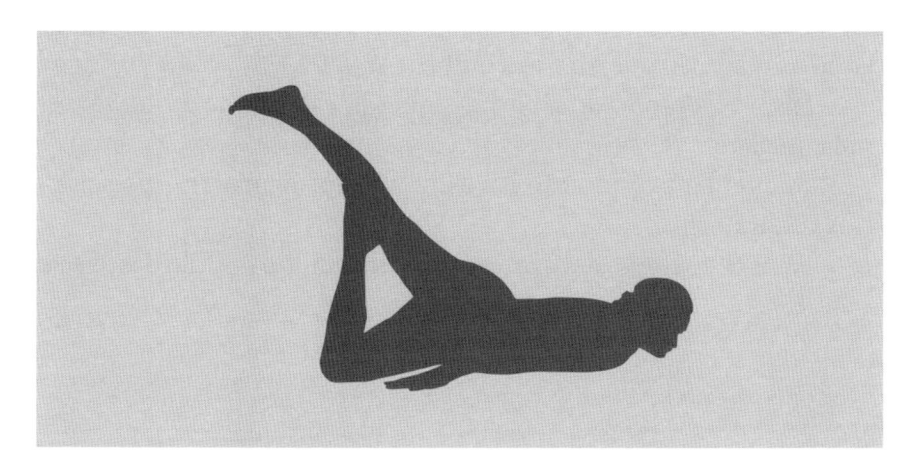

Deite de bruços, com os braços colocados ao lado do corpo e as mãos abertas. Mantenha sempre o queixo e os ombros apoiados no chão.

Dobre o joelho direito, deixando a perna direita levantada.

Inspire, levantando a perna esquerda e apoiando o joelho sobre o pé direito.

Deixe a respiração livre durante aproximadamente dez ciclos respiratórios.

Após esse tempo, desfaça a postura, trocando a posição das pernas.

EXECUÇÃO II

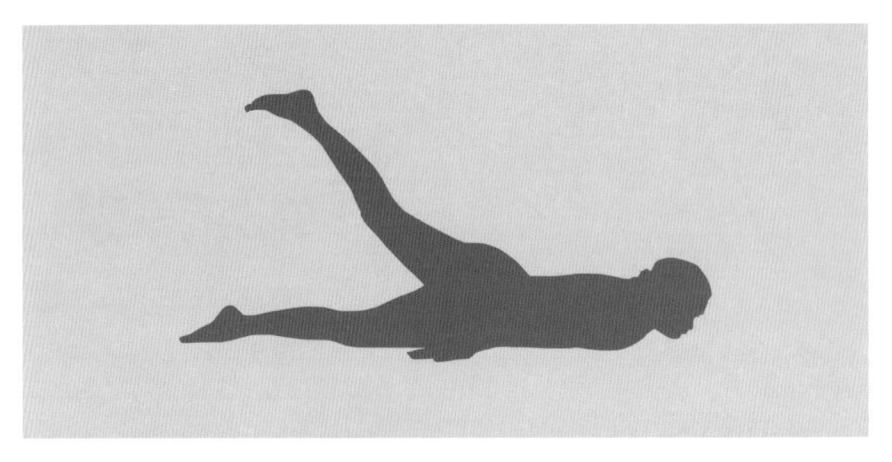

Deitado de bruços, mantendo a mesma postura anterior em relação às mãos, ao queixo e aos ombros.

Inspire, levantando a perna esquerda e deixando a direita estirada no chão.

Mantenha a respiração livre durante aproximadamente seis ciclos respiratórios.

Após esse tempo, desfaça a postura, trocando a posição das pernas.

EXECUÇÃO III

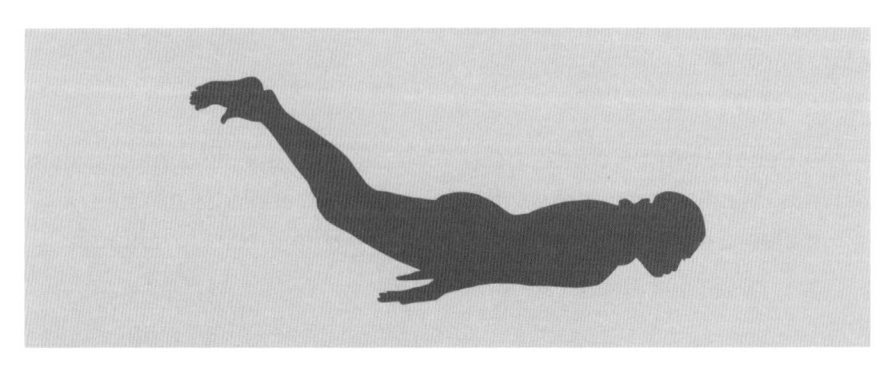

Repita o mesmo gesto da posição anterior.

Inspire, levantando as duas pernas simultaneamente, mantendo as mãos, o queixo e os ombros apoiados no chão.

Deixe a respiração livre durante cinco ciclos respiratórios, ou menos, dependendo do sentimento de conforto.

Essa postura, com as duas pernas levantadas, deve ser evitada por pessoas cardíacas.

BENEFÍCIOS

Físicos:

Este é um dos asanas mais indicados para fortalecer a região lombar.

Em razão da elevação dos terminais inferiores (coxas, pernas e pés), associada à contração muscular a que os glúteos são submetidos, a circulação sanguínea se faz intensa não somente na região lombar, como no baixo-ventre e região sacra. Como consequência, sua ação é exercida fortemente nos rins e suprarrenais, que são massageados. Também o sistema digestivo e os intestinos são envolvidos e beneficiados.

Mentais:

Manter-se na postura atento ao equilíbrio e ao aperfeiçoamento da postura, evitando que o corpo se incline para o lado.

Emocionais:

Sentir-se envolvido com a terra durante todo o tempo que estiver deitado e em contato com o solo.

Contraindicações:

Esta postura não é recomendada para gestantes e pessoas com hérnias de disco, e cardíacas.

Posturas Deitadas
Shavasana Dorsal – Costas

MATSYASANA

"Matsya" significa peixe. Matsyasana, portanto, é a postura do peixe. Existem algumas lendas a respeito do nome desta postura. Uma delas é a de que foi dada em homenagem à Matsyendra (o primeiro yogue) para lembrar o período em que ele viveu na barriga de um peixe, que o engoliu após ter sido atirado ao mar. Também há menção de que seu nome foi dado para lembrar que esta é a única postura que permite as pessoas boiarem sobre as águas.

Existem muitas lendas, mitos e fábulas envolvendo peixes, na Índia. Uma delas diz que o sábio Vyasa nasceu de uma virgem-peixe. A Bíblia também conta sobre Jonas, que foi engolido e passou alguns dias na barriga de uma baleia. Os gregos diziam, antigamente, que os peixes carregavam a alma humana em suas entranhas. Dois peixes, frente a frente, sobre um pedestal, em forma de *lótus*, simbolizam a felicidade na cultura tibetana. No Egito, no livro dos mortos, há referência a dois peixes que seguem o barco solar para assegurar proteção ao deus Sol.

EXECUÇÃO

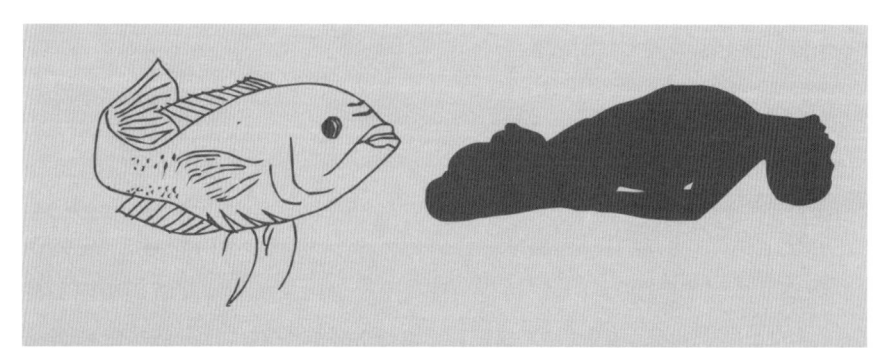

Este asana começa na posição de quem esteja sentado, as pernas cruzadas em *lótus*.

Deita-se, em seguida, erguendo as costas do chão, em forma de arco, mantendo-se apoiado sobre a base da coluna e o topo da cabeça, com o pescoço virado para trás.

As mãos, com os cotovelos encostados no chão, seguram os pés.

Em virtude da dificuldade apresentada na execução deste asana, algumas variações mais simples podem ser inicialmente introduzidas.

VARIAÇÃO

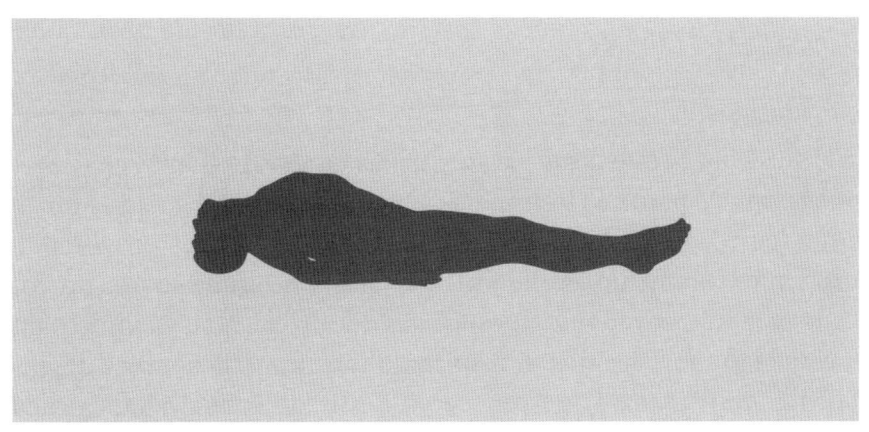

Deitado em decúbito dorsal, mantenha os braços estirados ao longo do corpo.

Dobre a perna esquerda e, com o apoio do pé no chão, suspenda e gire levemente o corpo para o lado oposto, liberando o peso e permitindo colocar o braço esquerdo abaixo dele. Estire a perna novamente, deixando-se apoiar sobre o abraço recém-colocado.

Repita o mesmo processo, dobrando a perna direita, levantando o lado direito, colocando o braço direito estirado sob o corpo, e se apoiando nele pelo lado direito.

Volte a estirar a perna dobrada.

Sinta que as mãos com palmas viradas para baixo se tocam abaixo dos glúteos.

Agora, através de uma inspiração, erga o tórax, tirando as costas do chão, fazendo um arco para cima com a ajuda dos cotovelos que se dobram, deixando o topo da cabeça simplesmente encostado ao chão.

Continue arqueado e imóvel, pelo menos durante cinco a seis respirações livres.

Pode-se variar esta prática, deixando posteriormente os braços estendidos, sem a ajuda dos cotovelos, transferindo-se automaticamente o apoio para a cabeça. Neste caso, torna-se contraindicado para pessoas que tenham restrições nas cervicais.

Em ambos os casos, essa variação pode ser executada com as pernas dobradas em sukhasana.

BENEFÍCIOS

Físicos:

Executa-se este asana para compensar as posturas invertidas: Sarvangasana, Viparita e Halasana. Sua atuação maior é exercida sobre o peito, pescoço e ombros, expandindo a caixa torácica e provocando excelente estiramento do abdome. Em virtude do arqueamento provocado para trás, os músculos posteriores que protegem e movimentam a coluna são fortalecidos. A respiração torácica e clavicular é desenvolvida neste asana. O pescoço, ao ser estirado com a cabeça virada para trás, provoca excelente irrigação do cérebro, que se propaga pela medula espinhal. A tireoide é fortemente beneficiada. Sua ação sobre o abdome é exercida de forma benéfica ao pressionar os órgãos dessa região e os genitais, mais abaixo, principalmente ovário.

Mentais:

Concentrar-se na coluna, atento também para a expansão do tórax.

Emocionais:

Assim como os peixes deslizam com facilidade nas águas por onde passam, devemos estar atentos para mantermos a flexibilidade na vida, aprendendo a escapar das frequentes correntezas que podem nos arrastar por canais inseguros. A posição com o tronco aberto e voltado para cima também pode nos ajudar a eliminar o comportamento rígido e estimular a abertura de nosso coração.

PASCHIMOTANASANA

"Paschimo" significa oeste, que em Yoga quer dizer: atrás, posterior. Tan significa distender, estirar. Pachimotanasana, portanto, significa a postura que estira ou alonga a região posterior do corpo.

Chamamos a atenção para a afluência abundante de sangue na região abdominal, beneficiando enormemente os órgãos da região e adjacências, e carregando de energia o plexo solar. Isto pela forte flexão que é exercida para a frente pelos músculos anteriores que na postura se contraem.

Em virtude da forma como o tronco se aproxima das pernas, é popularmente conhecida como a postura da pinça.

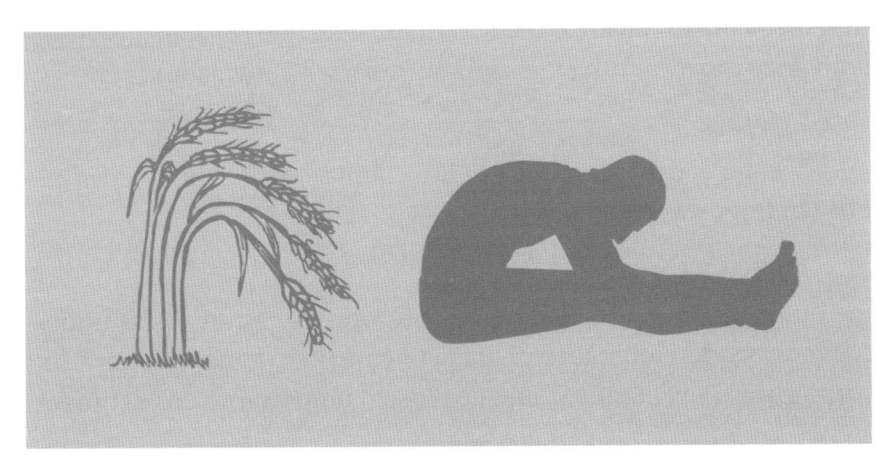

EXECUÇÃO

Partindo da posição deitada com os braços estirados para trás, durante uma inspiração eleva-se a parte do tronco, para sentar-se. Ao expirar, a partir da pélvis, o corpo e os braços inclinam-se para a frente, levando as mãos a segurarem os pés.

Mantenha-se assim durante um tempo aproximado de dez ciclos respiratórios.

Procurar manter a coluna alinhada, estirando o queixo para a frente.

BENEFÍCIOS

Físicos:

A prática desta postura alonga toda a região posterior do corpo, possibilitando a coluna tornar-se mais flexível, permitindo o alívio das tensões intervertebrais e facilitando a irrigação da medula espinhal.

Em razão da compressão intensa dos músculos abdominais, como já foi comentado, a atividade peristáltica nos intestinos é estimulada, ajudando a combater a prisão de ventre de forma intensiva.

Ajuda a eliminar as gorduras localizadas no abdome, diminuindo a obesidade.

Os nervos que atuam sobre a região pélvica, ao serem tonificados, irrigam os órgãos da área: reto, próstata, útero e bexiga, inclusive sua ação pode provocar uma melhoria acentuada na atividade sexual.

Mentais:

Manter a atenção voltada para a coluna e para as limitações que nos são impostas na flexão.

Emocionais:

Imaginar que, à medida que praticamos a postura, essas limitações vão sendo eliminadas gradativamente, não somente através do corpo que vai se soltando, como de nossos comportamentos e atitudes.

Posturas Invertidas

Esses asanas, por seu grande valor terapêutico, deveriam ser executados diariamente, e até mesmo várias vezes ao dia. Uma de suas virtudes e importância é a inversão do corpo, proporcionando a entrada de correntes de energia pelas extremidades invertidas. Habitualmente, recebemos, através dos pés, as correntes negativas, oriundas da terra, e as positivas, do espaço sideral. Nessa inversão do corpo, há uma troca: os pés recebem as correntes positivas, e a cabeça as negativas. A troca temporária das polaridades é extremamente salutar para o organismo, principalmente a Sarvangasana e Sirshasana, quando os pés ficam completamente voltados para cima.

Outro benefício, igualmente importante, e também proporcionado pela inversão do corpo, é a vascularização do cérebro. Uma das tarefas importantes e trabalhosas do coração é o bombeamento do sangue para o cérebro. De cabeça para baixo, a dificuldade desaparece com a ajuda da força da gravidade que trabalha a seu favor, permitindo ao coração trabalhar aliviado, enquanto o cérebro é submetido a uma irrigação sanguínea mais intensa.

No âmbito psicológico, as posturas invertidas transmitem jovialidade. A alegria estampada no rosto dos adultos, quando conseguem ficar nessas posturas, com as pernas para cima e as costas elevadas, é notória, é como se voltassem ao tempo de crianças, capazes de fazerem coisas que acreditavam distantes, esquecidas ou impossíveis.

Outra característica importantíssima é o fortalecimento para enfrentar crises. Ficar equilibrado sobre os ombros, ou cabeça, com os pés fora do chão, para muitas pessoas é um processo de dificuldade, até mesmo de medo. A prática dessas posturas ajuda a combater esse medo e o receio das vicissitudes da vida. Com cabeça para baixo ou para cima, a vida, com dificuldades ou não, é para ser vivenciada com confiança, coragem e alegria. As crises chegam e vão embora, mas a vida continua.

Contraindicações:

Pessoas com pressão elevada, cardíacas, que fizeram cirurgia no coração ou cérebro, que estejam com inflamação nos órgãos da garganta e do rosto, mulheres na época da menstruação, pessoas com problemas na coluna, estômago cheio.

VIPARITA KARANI

De origem, é um mudra (gesto). Tornou-se tão praticado no meio das posturas que acabou fazendo parte integrante dos asanas.

Viparita significa: invertido. Karani significa: ação, efeito.

Em Viparita Karani, o corpo, ao dobrar-se invertido, assume a figura de um ângulo, dando-nos um forte motivo para denominá-la de "Postura Invertida do Ângulo" (sugestão dos autores).

Por conta de sua forte atuação no rejuvenescimento do rosto e couro cabeludo, também é chamada de Postura Invertida de rejuvenescimento. Esse rejuvenescimento, além de físico, pode ser projetado para outros aspectos, envolvendo nossa personalidade: corpo dobrado e pés fora do chão podem nos levar, naturalmente, a sentimentos de insegurança, armazenados em nosso inconsciente.

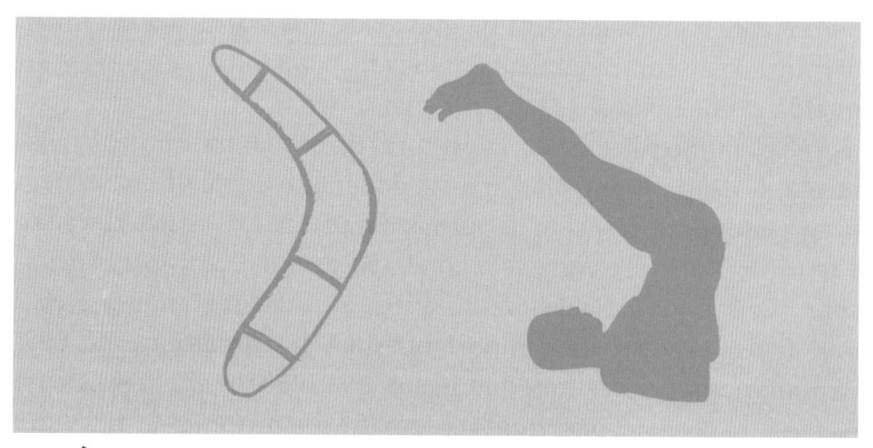

À medida que nos sustentamos na postura podemos entrar em contato com esses sentimentos, lembrando que as situações aparentemente adversas são obstáculos naturais e passageiros, que podem ser minimizados através de um aprendizado consciente, norteado pelo avanço de nosso entendimento.

EXECUÇÃO

Deitado em decúbito dorsal, inspire levantando as pernas. Ao expirar eleve os glúteos, deixando as mãos próximas aos rins sustentando a região lombar, mantendo os cotovelos apoiados no chão. Durante a permanência, a respiração é livre e os olhos mantidos fechados, de preferência.

As pernas devem ficar estiradas e relaxadas.

A duração deve ser em função do tempo de conforto.

BENEFÍCIOS

Físicos:

Em virtude do ângulo que as pernas levantadas assumem em relação ao chão, fazendo o corpo se dobrar, algumas características tornam-se mais específicas. No Viparita, sua ação é mais acentuada sobre os rins e glândulas suprarrenais, exercendo forte massagem nesses órgãos. Também, por conta da inversão do corpo, a irrigação provocada na face estimula o rejuvenescimento dos tecidos e pele, diminuídos, e inibe o aparecimento de rugas. No couro cabeludo, desacelera a afluência de cabelos brancos.

Praticado com regularidade, diminui o aparecimento de resfriados e amigdalite e muitos praticantes têm tido ótimos resultados nos casos de enxaquecas e insônia.

Mentais:

Manter-se atento ao equilíbrio, procurando posicionar as pernas em um ângulo entre 45 e 60 graus em relação ao chão.

Emocionais:

A posição que nos põe de cabeça para baixo, em que ficamos apoiados sobre os ombros e pés fora do chão, pode, repentinamente, nos dar uma sensação de insegurança ou mesmo de medo. Tentar manter-se nessa postura, de modo natural, pode significar vencer esses obstáculos.

SARVANGASANA

"Sarva" significa inteiro, todo, completo. "Anga" quer se referir a partes, membros, corpo. Sarvangasana, portanto, é a postura do corpo inteiro.

Também, pela forma final de sua posição, é conhecida como postura da vela.

Sarvangasana, por ser uma postura invertida, provoca uma inversão funcional no corpo, exigindo uma percepção maior de equilíbrio, um controle muscular mais definido, uma coluna mais flexível. Embora o peso do corpo seja transferido para os ombros, o equilíbrio estável na postura vai depender também da flexibilidade do pescoço e da nuca, possibilitando o corpo ficar na vertical.

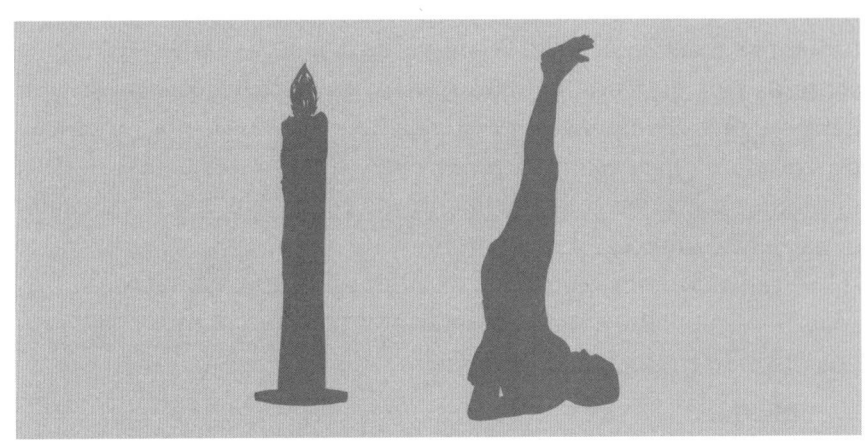

Sarvangasana pode nos ajudar com algumas lições de vida. Muitas vezes, ao ficarmos virados para baixo, não é o momento de perguntar se precisamos tirar alguns pesos de nossos ombros? Que pesos são esses que nos fazem curvar? Quais os pesos desnecessários que podemos eliminar?

EXECUÇÃO

A partir de uma posição deitada em decúbito dorsal, as pernas estiradas e o tronco são levantados para manter o corpo elevado e em posição vertical apoiado sobre os ombros, com a cabeça repousando no solo.

Para manter-se em equilíbrio, as mãos, com os cotovelos apoiados no chão, sustentam e empurram as costas, forçando o tronco a aproximar-se do queixo para intensificar a chave de queixo (chave de queixo consiste em pressionar firmemente o queixo contra o alto do esterno).

Para iniciantes ou no caso de pessoas que tenham dificuldades para levantar as pernas estiradas, dobre os joelhos, levando as coxas em direção à barriga, durante uma expiração. Ao inspirar, erga os quadris, colocando nele as mãos, deixando os cotovelos no chão e elevando as pernas.

BENEFÍCIOS

Corporais:

Das posturas invertidas sobre os ombros, Sarvangasana é uma das mais importantes. Graças à sua efetiva atuação no hipotálamo e hipófise, é um dos asanas recomendados para estimular as glândulas endócrinas, principalmente a tireoide e paratireoides, que são fortemente massageadas por conta da ação efetiva da chave de queixo.

Pessoas que têm problemas glandulares deveriam praticá-la diariamente, uma ou mais vezes. Em virtude da forte ação sobre a área cervical com o queixo encostado no peito, há uma redução dos espasmos vasculares que causam dores de cabeça.

A irrigação permanente sobre áreas da cabeça e do cérebro atua melhorando a qualidade da visão e audição, rejuvenescendo o couro cabeludo.

Os filamentos nervosos estimulados na região do pescoço provocam um efeito sedativo no sistema nervoso, eliminando tensões e insônia.

O rosto, ao receber abundante aporte de sangue, mantém a pele rejuvenescida.

A posição elevada dos terminais inferiores favorece a irrigação sanguínea que atenua a formação de varizes e dores nas pernas. Também, por ação semelhante, decorrente da elevação do tórax, os órgãos abdominais e intestinos são estimulados ao serem movimentados e empurrados de forma invertida e, mais ainda, beneficiando-se com a eliminação do sangue residual que desce sem esforço para o coração com a ajuda da gravidade.

Pessoas que sofrem de asma ou falta de ar, e que forçosamente respiram com a parte alta dos pulmões, são beneficiadas com Sarvangasana, que faz a respiração através da parte inferior desse órgão, utilizando-se da respiração abdominal que, nesse caso, se torna predominante, impondo a presença e ação do sistema nervoso parassimpático, debelando as crises respiratórias.

Permanecer na postura enquanto houver conforto.

Mentais:

A atenção pode ser dirigida para a garganta e à imobilidade do corpo.

Também para qualquer órgão ou área de seu interesse que estejam envolvidos com os benefícios da postura.

Emocionais:

Podem ser percebidos, através dos sentimentos, possíveis bloqueios de nosso corpo sendo eliminados, principalmente aqueles ligados à nossa fala. Muitos problemas na tireoide têm a ver com as emoções. Por isso, ao sentir a chave de queixo durante a postura, imagine-se libertando e se expressando livremente.

HALASANA

"Hala" significa arado; Halasana, a postura do arado. Esta postura tem muito a ver com nosso passado, imitando o arado que rasga o chão e o contato direto com a terra bruta que se abre em sulcos para ser plantada. Todos os povos em suas tradições tiveram experiências parecidas para penetrar a dureza do solo. Em halasana, a postura invertida leva o fluxo sanguíneo e as energias para a cabeça que se encontra no chão, disponibilizando essa energia para um trabalho mental e emocional mais evoluído. Tirar as pernas do chão, de um lado, verticalizá-las em seguida e levá-las em outra direção faz-nos entender que, em qualquer situação que a vida momentaneamente possa nos surpreender ou querer nos levar, isso não nos abate, pois sabemos e confiamos que somos capazes de girar sobre nós mesmos, adaptando-nos à nova condição.

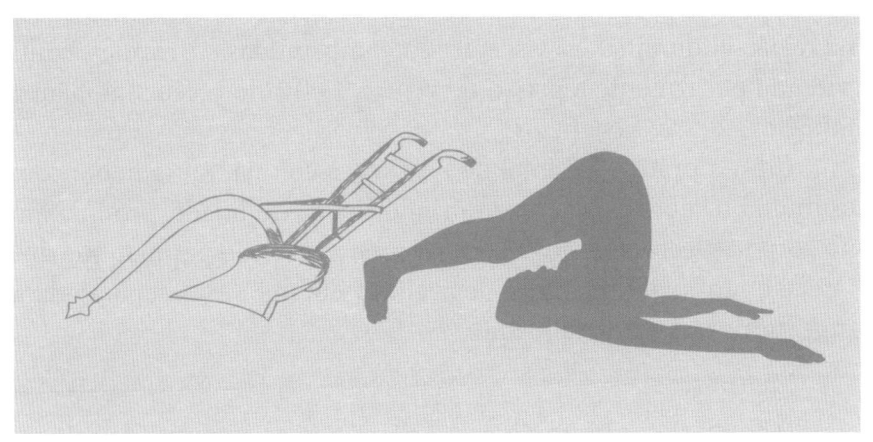

EXECUÇÃO

Partindo da postura anterior, Sarvangasana, com o corpo invertido na vertical, desloque suavemente as pernas estiradas para trás, até que as pontas dos artelhos encostem-se ao chão, atrás da cabeça.

Deixe os braços e as mãos apoiados no chão.

Mantenha-se assim por alguns instantes, sentindo o estiramento do corpo, principalmente as pernas que, no início, geralmente reclamam.

Retorne e faça Matsyasana para compensar.

À medida que Halasana é praticada, o corpo vai ficando flexível, sentindo a postura tornar-se cada vez mais agradável. Os pés, que inicialmente ficavam próximos da cabeça, começam a se afastar, obedecendo a nossa vontade, e as dores nas pernas, por trás, também desaparecem.

BENEFÍCIOS

Corporais:

Eficiente no combate à obesidade, em função dos estímulos provocados na tireoide que fica fortemente massageada em decorrência do estiramento provocado na região do pescoço. Nessa postura invertida com os pés no chão, o corpo assume uma acentuada curvatura que provoca uma forte pressão no abdome, possibilitando uma intensa massagem na região do pâncreas. Há casos frequentes de pessoas diabéticas que conseguiram reduzir a taxa de insulina com a prática constante desse Asana. Em razão da forte massagem na região abdominal, as vísceras são comprimidas e irrigadas, combatendo eficazmente a prisão de ventre. O fígado recebe também a influência desses benefícios.

Com a prática habitual da postura, a coluna, juntamente com os músculos dorsais, vai readquirindo sua flexibilidade, produzindo no corpo aspecto mais jovial. Existe uma expressão popular que diz: "Você é tão jovial quanto é flexível sua coluna". Halasana ajuda a transformar isso em realidade.

Mentais:

Manter-se concentrado nas variações do movimento da coluna. Na imobilidade, levar a atenção para o pescoço e nuca ou para outra região do corpo envolvida com os benefícios desse asana.

Emocionais:

Colocar os pés no chão do outro lado, por cima da cabeça, faz com que nos sintamos elásticos e põe-nos capacitados a assumir qualquer posição, tanto no que diz respeito ao corpo quanto às diversas variações que a vida nos provoca e possibilita.

Contraindicações:

Deve ser evitado por pessoas com restrições na coluna.

Observações:

Mesmo tratando-se de uma postura invertida, este asana não é contraindicado para casos de hipertensão.

SIRSHASANA

"Sirsha" significa cabeça. Sirshasana, a postura sobre a cabeça. Ficar de cabeça para baixo e pés fora do chão pode tornar-se um desafio para muitos, mas todos aqueles que acreditaram que era possível conseguiram fazer. A dificuldade maior para aqueles que tentam não é de habilidade, mas de medo.

À medida que se tenta, adquire-se confiança. Com o aumento da confiança, diminui o medo. Com a redução do medo, sobe-se mais. Quando menos se espera, os pés chegam lá em cima. Nesse momento, vê-se o sorriso estampado no rosto daqueles que persistiram.

Do ponto de vista psicológico, é outra lição de vida. Muitos dos nossos bloqueios podem estar sendo atingidos e superados. Outras travas emocionais registradas em nosso corpo vão sendo eliminadas na sequência em que se pratica. Praticar Sirshasana, portanto, pode tornar-se um forte aliado no combate às nossas inseguranças.

EXECUÇÃO I

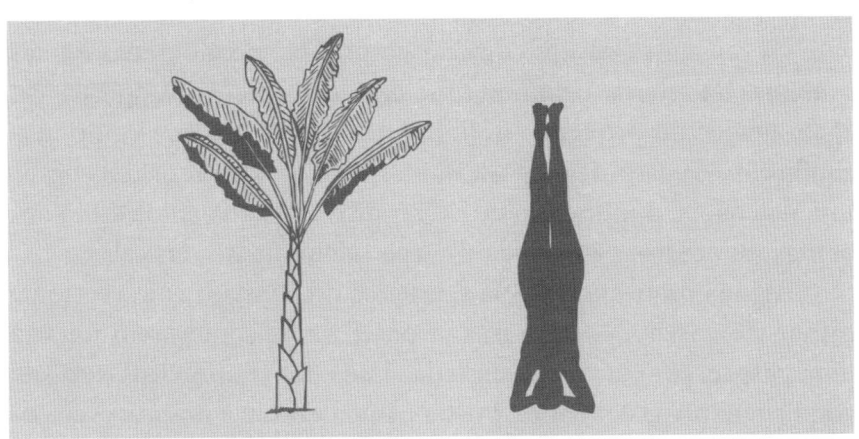

De joelhos, coloque os braços no chão, deixando os dedos das mãos entrelaçados e encostados na região posterior da cabeça, a qual também se apoia com sua extremidade sobre o chão. Em seguida, as pernas são levantadas até o corpo manter-se em equilíbrio, parado, na posição vertical.

EXECUÇÃO II

Os praticantes mais experientes e que possuem mais estabilidade devem começar com as pernas estiradas a partir do chão, continuando assim até o término da postura, quando o corpo assume a posição vertical. Nesse caso, a elevação das pernas não se dá através de impulsos, mas do controle do equilíbrio, do princípio ao fim.

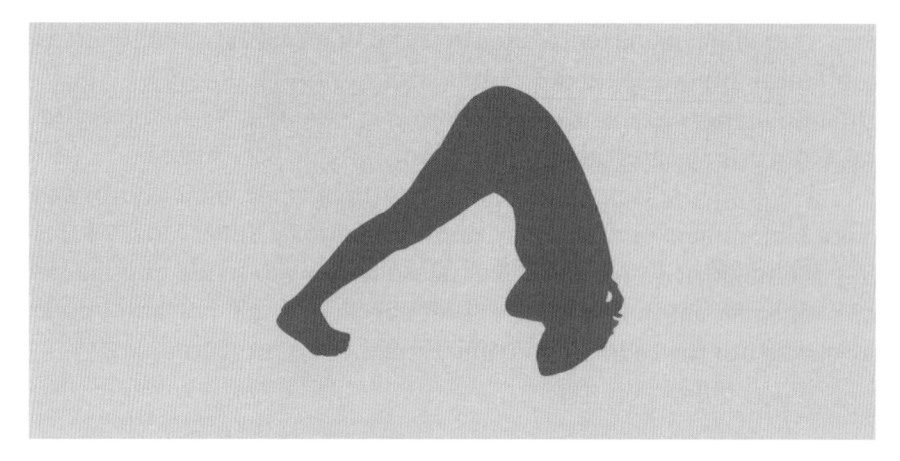

Os iniciantes devem começar com as pernas dobradas e mais próximas da cabeça, tentando tirar simultaneamente os dois pés do chão através de pequenos impulsos para cima até conseguirem o equilíbrio. A partir dessa posição intermediária, com os dois pés já fora do chão, é o momento de estirar as pernas que ainda estão dobradas, elevando-as até deixar o corpo inteiramente vertical.

Alguns praticantes iniciais às vezes desanimam com receio de caírem de costas. Nesses casos, aconselhamos começarem junto a uma parede, com a cabeça afastada, a uns dez centímetros dela, até adquirirem plena confiança. Posteriormente, com a prática, essa ajuda vai se tornando desnecessária.

BENEFÍCIOS

Físicos:

Este asana, por sua atuação direta sobre a cabeça, é considerado um dos mais importantes do Yoga. Sua posição invertida e alinhada facilita o fluxo sanguíneo chegar a essa região sem nenhum bloqueio e, em decorrência, provoca forte e eficiente irrigação do cérebro, estimulando a memória e concentração e diminuindo os processos de ansiedade e nervosismo. Sua atuação na visão e audição é notória. Por tratar-se de uma posição invertida, seus benefícios refletem-se nas glândulas endócrinas por atuar diretamente na hipófise e no hipotálamo. Em razão da localização, a tireoide é diretamente beneficiada e estimulada para provocar redução do excesso de peso.

A abundância de sangue no couro cabeludo e rosto revitalizam suas células, inibindo o processo de envelhecimento.

Nos homens com idade avançada, os males da próstata são aliviados e os órgãos genitais são revitalizados.

Mentais:

Aprimoramento da concentração ao manter-se atento ao equilíbrio do corpo. Na imobilidade, levar a atenção para a cabeça, podendo também transferir o foco para outra região do corpo que seja de interesse do praticante e que esteja envolvida com os benefícios que a postura exerce.

Emocionais:

Esta postura, no inconsciente, interfere na mudança de comportamentos e neuroses, ajudando a combater medos, principalmente aqueles relacionados aos traumas de insegurança e situações de instabilidade.

PRANAYAMA (RESPIRAÇÃO)

"Então Javé Deus modelou o homem com argila do solo, soprando-lhe às narinas um sopro de vida, e o homem tornou-se um ser vivente."
Gênesis, 2: 7

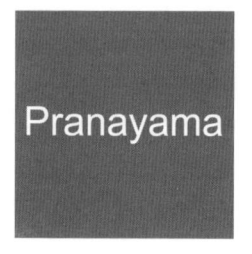

Pranayama

A respiração está diretamente associada à vida. Quando nascemos, é ela que dá início à nossa existência. Quando morremos, é ela que se encarrega de finalizá-la. Nossa vida corresponde ao intervalo de tempo entre nossa primeira inspiração e a última expiração.

Os yogues sempre primaram pela qualidade de vida e expansão do estado de consciência, fatores que desde o início os estimularam a aprofundarem-se no conhecimento e domínio das técnicas respiratórias. Muitas pessoas hoje em dia, milhões delas, estão doentes ou adoecendo simplesmente porque estão respirando de forma incorreta. Muitas se assustam quando falamos isso. Algumas até mesmo acham que estamos brincando. Não podem imaginar alguém respirando errado, admitindo que respirar não se aprende, pois se trata de coisa que as pessoas já nascem sabendo. Também concordamos com isso, a questão é que nos esquecemos de fazê-lo corretamente, fomos desaprendendo ao longo do tempo. Não foi somente a respiração que foi esquecida. Esquecemos também de perceber nossos sentimentos e nos tornamos máquinas mentais, esquecemos de lembrar que somos natureza. Agredimos a mãe terra, vivemos esquecidos da lei da impermanência e nos apavoramos quando as coisas mudam de uma hora para outra, ou quando envelhecemos... E assim vivemos esquecidos de nossos princípios, nossas origens e principalmente das lembranças de "quem somos".

A respiração pode tornar-se o elo entre a saúde e a doença, entre o relaxamento e o estresse, entre a vida e a morte. Quem respira corretamente tem maior chance de manter a saúde e afastar-se do estresse, melhorando a qualidade de vida.

É fácil perceber como as mudanças que acontecem em nosso corpo alteram nossa respiração. Quando, por exemplo, praticamos qualquer esforço com ele, nossa respiração fica acelerada. Também é fácil perceber que nossas emoções afetam nossa respiração. Quando estamos irados ou chorando, por exemplo, a respiração torna-se curta e, ao contrário, alongada quando estamos alegres ou sorrindo.

Assim como as mudanças no corpo e nas emoções afetam nossa respiração, também, não é difícil perceber, a mudança em nossa respiração afeta o corpo e as emoções. É comum o aconselhamento a pessoas iradas para respirarem fundo. E isso funciona mesmo, pois ao atenderem, elas estão, ainda que nada entendam, mudando o ritmo respiratório de curto para longo, o que é vantajoso e eficiente.

Nada daquilo que você faça durante um dia se iguala, em quantidade, ao número de respirações. Imagine uma pessoa que respira em média 18 vezes por minuto; ela fazendo isso ao longo de 24 horas, vai simplesmente respirar 25.920 vezes ao fim do dia. Agora pense na hipótese de ela estar fazendo isso de forma inadequada, o quanto estará prejudicando seu organismo, ou o quanto ela estará perdendo em termos de oportunidade para melhorar sua saúde: simplesmente 25.920 vezes. Isso, por si só, já justifica você ler, entender e praticar a respiração completa yogue.

Em virtude do modelo de vida que as pessoas escolheram, ou melhor, o modo que lhes foi ensinado, a maioria delas, a começar na infância, foi se afastando de uma das etapas da respiração, que é a abdominal, também chamada de respiração baixa ou diafragmática.

Para praticarmos a respiração completa, é necessário entendermos e praticar a respiração abdominal. Ela está diretamente envolvida com o sistema nervoso parassimpático, responsável pelo estímulo relaxante de nosso corpo, nossa mente e nossas emoções. Quando uma criança nasce, sua respiração é percebida através do movimento da barriga, entrando e saindo, daí chamada abdominal. O bebê traz dentro de si os atributos de um ser tranquilo, equilibrado e harmonioso. Nessa fase, o sistema nervoso simpático começa a ser estimulado gradativamente para que os movimentos dos músculos se façam na busca de seu fortalecimento. Em seu crescimento a criança vai desenvolvendo-se em completa harmonia, até quando, em pouco tempo, os pais ou educadores começam a passar para os filhos a herança de suas neuroses, transferidas e recebidas das gerações anteriores. A ligação da criança com seu ser, com seus sentimentos, é reprimida. O modelo do aprendizado passa a lhe ser mostrado como uma competitividade. O ser humano, mesmo o mais próximo, deixa de ser visto como um irmão, como um amigo, para transformar-se em um concorrente. As realizações da vida deixam de lhe ser mostradas por sua beleza, mas ensinadas como uma oportunidade para a conquista do ter e do poder. As ações e movimentos passam a ser mentais e giram em torno de oportunidades. A sabedoria gananciosa é estimulada para o enriquecimento ilícito. Tudo isso, e muito mais, vai forçando a respiração abdominal, que sustenta o processo harmonizador, a diminuir sua intensidade e até mesmo a desaparecer, em detrimento da respiração torácica e clavicular, alimentada pelo sistema nervoso simpático, que praticamente só ajuda a desencadear o estresse e, com ele, vários tipos de neuroses.

Aprender a prática respiratória é mais que um dever. É resgatar uma necessidade do corpo e da alma na busca da saúde e do equilíbrio. Além de seu efeito relaxante, os quase 26 mil movimentos diários executados no abdome pelo vaivém do diafragma, empurrando a barriga para fora e para dentro, proporciona excelente massagem nos órgãos abdominais e intestinos, estimulando-lhes o metabolismo.

Para aprendermos sua técnica, devemos ficar sentados no chão sobre um tapete, com as pernas dobradas, ao estilo yogue, ou mesmo em uma cadeira para quem tem restrições físicas. Em seguida, mantendo a coluna ereta, isso é importante, observe-se respirando. Durante o início de sua inspiração, observe se seu tórax está se expandindo e se sua barriga está imóvel, ou se contraindo. Caso isso esteja ocorrendo, você está respirando inadequadamente. Para que a respiração abdominal se realize, tem de ser justamente o inverso: na inspiração sua barriga deve expandir-se, e na expiração ela se contrai. Para facilitar o aprendizado, podemos repetir várias vezes: inspirando, barriga saindo; expirando, barriga entrando.

No início, se tiver alguma dificuldade na observação, deite-se de costas, coloque as mãos sobre a barriga, descansando os cotovelos no chão. Veja como fica fácil a percepção do movimento de expansão e contração. Depois de alguns minutos, retorne e tente repetir a experiência sentado. É importante praticar bastante, até incorporá-la novamente em sua vida, lembre-se de que um dia essa respiração já lhe pertenceu.

Aprendendo a técnica, fica fácil compreendermos a respiração completa yogue, a mais importante de todas, daí seu nome.

Como foi dito anteriormente, em razão do modelo mental que nossa cultura adotou, a maioria das pessoas respira, mesmo sem prestar atenção, priorizando as regiões do tórax e dos ombros, ou seja, enchendo primeiro a caixa torácica, que se expande com a entrada de ar, seguida da elevação dos ombros. Essa respiração, com tendência à superatividade (estressante), torna-se perfeita se colocarmos antes a respiração abdominal (relaxadora), a que acabamos de aprender.

Podemos notar que a respiração completa funciona como se fosse uma extensão da abdominal, durante a inspiração: primeiro a barriga se expande (respiração abdominal), em seguida o tórax também se dilata (respiração torácica), e, por último, os ombros se elevam (respiração clavicular). Na expiração acontece o inverso: inicialmente, por meio do movimento de descida dos ombros, seguido da diminuição do volume do tórax, e finalizando, com a redução do abdome.

Nessa respiração, o sistema nervoso fica à vontade, porque estamos oferecendo-lhe todas as condições respiratórias (sem vício), permitindo-lhe atuar, de forma plena e equilibrada, no atendimento às necessidades do organismo, a cada momento, ora no sentido de dar mais atividade, ora visando à sua descontração.

No Yoga, quando há retenção de ar, suas diversas práticas respiratórias são chamadas de Pranayama.

Podemos definir Pranayama como uma técnica de respiração yogue na qual há uma pausa respiratória entre uma inspiração e uma expiração, ou seja: há uma retenção de ar, com pausa, após a inspiração.

O Pranayma é uma etapa importante no caminho do yogue em seu desenvolvimento. Está diretamente ligado ao controle do prana.

Prana é o conjunto de todas as energias que compõem o Universo. Pranayama é a ciência do controle do prana. Prana é a energia que controla a vida; consequentemente, pranayama é a arte do controle da vida.

Os yogues têm sido felizes em suas descobertas: descobrir a existência do prana é extraordinário. Entender que é possível controlá-lo é surpreendente. Em nosso planeta, oriundo das estrelas, principalmente o Sol, nós o encontramos em abundância e livre na atmosfera, daí as técnicas de Pranayama ser tão importantes. Em menor quantidade, encontramos o prana na água e nos alimentos.

Dentro do conhecimento da anatomia yogue, existe uma rede de finíssimos condutos (nadis) que permitem a energia prânica circular pelo organismo. À medida que vamos quebrando as regras naturais que nos conduzem a uma boa saúde, muitos desses condutos ficam obstruídos e, nesses locais, os órgãos e as glândulas envolvidos começam a ficar carentes dessa energia, comprometendo o trabalho normal e saudável de suas funções.

Um dos objetivos iniciais do Yoga é assegurar ao ser humano a livre circulação da energia prânica em todos os níveis de nosso corpo.

Nossa intenção, neste capítulo, é despertar seu interesse e conhecimento sobre respiração e pranayamas. Melhor que os yogues, ninguém pode fazer isso com convicção e sabedoria. Sobre respiração, esperamos haver conseguido parte de nosso objetivo; quanto a pranayama, o ideal é aprender com um professor de Yoga e, em último caso, por meio de um livro específico sobre o assunto.

PRATYAHARA

> *"Na verdade, a mente é a fonte da escuridão*
> *e também a fonte da libertação.*
> *Estar preso às coisas deste mundo: isso é escravidão.*
> *Estar livres delas: isso é libertação."*
> Os Upanishades

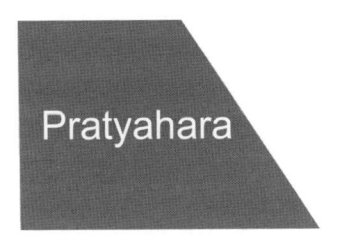

Pratyahara, dentro dos princípios do Yoga Clássico, é o quinto anga, que nos prepara para entrar no núcleo interno do Yoga, a concentração e a meditação.

Quando os músculos conseguem relaxar em completo repouso e o sistema nervoso entra em calma profunda, o corpo, as sensações e a mente desligam-se do mundo material, e o "ser" penetra nas fronteiras mais afastadas da consciência, aproximando-se da sutileza da alma.

A prática no caminho de Pratyahara leva o yogue a aprender desligar-se e não se deixar influenciar pelos estímulos sensitivos, e em seu progresso consegue tornar-se imune às percepções do mundo exterior. Pratyahara é, portanto, uma etapa evolutiva, conquistada com força de vontade e determinação (Tapas) por aqueles que já superaram as etapas anteriores.

Embora a concepção de Pratyahara seja sutil e profunda em seus propósitos, acredita-se que no passado era utilizada também para atender às necessidades do yogue, visando superar os obstáculos provocados pelos fenômenos da Natureza, tais como frio, calor, mordida de insetos, perturbadores das condições exigidas e necessárias à meditação. Hoje, se essas necessidades foram minimizadas em virtude do aparato técnico disponível e de fácil aquisição, o yogue contemporâneo sabe que através de Pratyahara pode superar o controle emocional, os vícios compulsivos e tantas outras distorções da personalidade.

DHARANA DHYANA
CONCENTRAÇÃO MEDITAÇÃO

> *"Sabe, ó discípulo!, que aqueles que passaram pelo silêncio e sentiram sua paz e retiveram sua força, anseiam que passes tu também por ele. Portanto, quando o discípulo for capaz de entrar no Templo do Saber, encontrará sempre seu Mestre."*
> Luz no Caminho

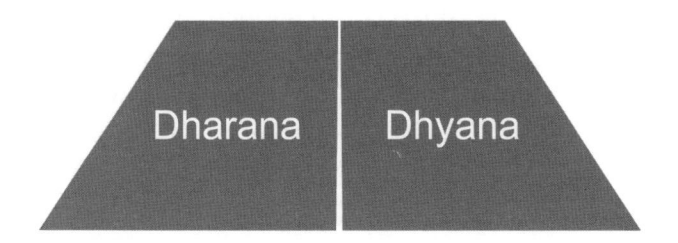

Quando se fala em Yoga, fala-se em Meditação, uma vez que Meditação e Concentração formam o núcleo interno do Yoga.

No Yoga existe um caminho para se chegar à Meditação. Esse caminho é feito em oito etapas. A Meditação é a sétima. É aí que se inicia toda a dificuldade para meditar, porque já começamos quase no último estágio da Meditação, que é a Concentração, e não podemos meditar com a mente inquieta, acelerada. Precisamos, antes, praticar os exercícios mentais que formam a base, o alicerce do Yoga, que são os Yamas e Niyamas, os quais já foram descritos anteriormente. Dessa forma ficaremos mais em paz e, ao sentarmos para meditar, será mais fácil. Estaremos fazendo a base do Yoga, que nos levará à busca da compreensão da vida, trabalhando em nós mesmos a não violência (Ahimsa), a verdade (Satya), não roubar (Asteya), contenção dos instintos (Brahmacharya), o apego (Aparigraha), a pureza (Shauca), o contentamento (Samtosha), a disciplina (Tapas), o estudo do Ser (Svadhyaya), a união com o Absoluto (Ishvara Pranidhana), dando assim o primeiro passo (Yama) e o segundo passo (Niyama) do Yoga em busca da Meditação.

Para meditar, é necessário sentar-se com a coluna ereta e o corpo relaxado e imóvel durante o tempo todo. Daí ser necessário praticar os asanas para alongar os músculos, torná-los resistentes, elásticos, liberando as tensões, fortalecendo o corpo, para manter a coluna flexível, permitindo, dessa forma, permanecer mais tempo sentado com o corpo imóvel. Quando o corpo fica imóvel, a mente também assim se torna, pois o corpo é a parte grosseira da mente e a mente é a parte sutil do corpo. Para controlar a mente é preciso aprender primeiro a controlar o corpo, observando que, assim como a mente interfere no corpo, o corpo também interfere na mente, os asanas atuam tanto no corpo como na mente e só podemos dominar a realidade subjetiva, a mente, dominando primeiro a realidade objetiva, o corpo. Nosso crescimento começa pelo corpo físico. Devemos cuidar dele em todos os aspectos e sempre nos lembrar de que somos senhores do corpo e da mente. Assim, entramos no terceiro passo do Yoga, asanas, que nos conduzirá à Meditação. Se Meditação significa controle da mente, a ponte que une a mente ao corpo é a respiração. O quarto passo do Yoga é, portanto, Pranayama, o domínio da respiração.

Os yogues perceberam que a respiração e as emoções estavam diretamente ligadas e que controlando a respiração também controlariam as emoções. Dessa forma, eles criaram várias técnicas de respiração, que são os Pranayamas.

Para chegarmos ao núcleo do Yoga, ou seja, à Concentração e à Meditação, precisamos controlar nossos sentidos. Assim, ao nos concentramos em um objeto qualquer, com certeza não haverá distração. Esse é o quinto passo ou etapa do Yoga, Pratyahara, controle dos sentidos.

Toda a nossa caminhada é em busca do núcleo do Yoga, a Concentração e a Meditação; como esses dois passos estão tão próximos, as pessoas sempre os confundem. É importante saber que Concentração e Meditação não são palavras sinônimas, não significam a mesma coisa. Geralmente ouvimos dizer: eu estou meditando sobre aquele assunto, eu vou meditar e lhe respondo depois. São colocações erradas. Quem diz assim não está nem meditando nem concentrando. A diferença é que na Concentração a pessoa observa um só ponto, uma só coisa, um só objeto, há um esforço para evitar a dispersão mental. Na Meditação só há o vazio, não há pensamentos. Resumindo: Concentração (Dharana) consiste em focar a mente em um só ponto, em um só objeto, e Meditação (Dhyana) é consciência, sem pensamento.

As pessoas também confundem Contemplação com Concentração.

A Contemplação é mais ampla do que a Concentração, atinge uma área maior, embora permaneça sempre restrita a um assunto. Na Concentração o foco é em um único objeto, em um único ponto. Pode-se meditar concentrado numa flor, não em um jardim. A flor é um único objeto de sua mente. Porém, ao se contemplar um jardim, a pessoa não está focada em uma única flor. Então, qual o objetivo da Concentração? É treinar a mente para que ela não se disperse. O treinamento antes da Meditação é esse. Então, até que se chegue a um estágio em que a mente comece a ser controlada, já se tem um domínio maior sobre ela, não se fica pulando de um pensamento para outro, daí a necessidade de se usar a mesma técnica por mais tempo, para que se tenha maior domínio, mais naturalidade ao se concentrar. Os benefícios começam a surgir nessa fase. A Meditação começa com a Concentração. É através da Concentração que se aprende a controlar a mente. E quando a mente está vazia, a pessoa está Meditando. Qual então a diferença de Dharana – Concentração, para Dhyana – Meditação? Na Concentração, a mente está focada em um único ponto, que pode ser concreto ou abstrato, interno ou externo. Na Concentração há sempre um esforço para se evitar a dispersão mental. Na Meditação não há esforço algum, nem físico nem mental, aí toda atividade cessa, a pessoa está no centro, apenas sendo ela. Ela não é "quem" faz. Mente significa palavra, Meditação significa silêncio. Tudo que nós fazemos é com a mente, a única coisa que não fazemos com a mente é a Meditação. Quando a Meditação começa, a mente silencia, daí por que ninguém ensina a meditar, a Meditação é a continuidade da Concentração, é o silêncio interno, é o vazio a que se chega sozinho.

Todo trabalho da Concentração é controlar a mente, porque a mente é muito inquieta, quer sempre estar no passado ou no futuro, quer sempre estar em outro lugar, oscila muito, queixa-se o tempo todo, está sempre falando, nunca se satisfaz. Veja a criança, ela quer ser logo gente grande. O menino imita os irmãos mais velhos; a menina quer se pintar desde cedo, calçar sapato alto, porém, quando fica adolescente, quando ela já pode fazer tais coisas, continua insatisfeita e reclamando de tudo. Observe o adulto. Está sempre preocupado com o futuro, em fazer o pé-de-meia, em preparar a velhice. Veja o velho, está sempre no passado, nas lembranças do que viveu. Então, a Meditação nos traz para o presente, para o agora. Faz isso sem lutar contra a mente, pois sabe o quanto a mente é poderosa e que ela já assumiu o comando do homem, por isso os yogues experimentaram várias técnicas de Concentração para driblar a mente, usando a compreensão, a paciência, sem lutar contra a mente para não aumentar a inquietação, contornando os obstáculos. Aos poucos a mente vai se aquietando e entra no vazio. E o vazio é Meditação. Quando se está em um grau avançado de Concentração, vai-se percebendo que a mente se torna mais tranquila. Já não chegam mais tantos pensamentos. Há um momento em que a distância entre dois pensamentos fica maior. Começam a surgir pequenos vazios. Esses pequenos vazios são Meditação, consciência pura, consciência, sem pensamento.

A Meditação é o penúltimo passo de evolução aqui na Terra, a sétima etapa. O último passo, segundo Patanjali, que escreveu os Yogas Sutras, ou Tratado sobre o Yoga, é o Samadhi, objetivo final do Yoga, a Iluminação.

Então, como podemos chegar ao topo dessa montanha sem que tenhamos passado por todas as etapas? É como se pudéssemos entrar em uma universidade sem ter passado por qualquer aprendizado. Aí está a resposta para as dificuldades que nós ocidentais temos para meditar. Sempre temos muita pressa. Queremos fórmulas já prontas.

Foi assim que aconteceu quando estivemos na Índia para aprimoramento de estudos e fizemos a dicotomia do Yoga. Notamos que uns retiraram os asanas, ou seja, as posturas, dando-lhes o nome de alongamento, outros retiraram a respiração e usam-na também separadamente, outros já começaram pela Meditação e, a partir daí, passaram a encarar a Meditação como uma verdadeira labuta. Certa vez, em um seminário, um palestrante disse: "No Ocidente, quando se vai usar uma receita de bolo e este não fica bom, diz-se logo que a receita está errada. No Oriente, a mesma receita é repetida muitas vezes, até dar certo".

Há mais de 5 mil anos, os yogues já praticavam Meditação na Índia. Hoje a ciência tem comprovado os benefícios que a Meditação nos traz. Silenciar a mente faz bem ao corpo. Uma mente inquieta deixa o sistema imunológico enfraquecido e causa instabilidade emocional. Durante a Meditação a ansiedade é controlada, o cérebro trabalha mais devagar, acalmando o sistema nervoso, diminuindo as tensões físicas e mentais, regenerando o corpo, pacificando os pensamentos, diminuindo a hipertensão, o estresse, aumentando o autocontrole, o poder de concentração, o raciocínio, a inteligência, a memória. A Meditação torna a pessoa mais calma, o sono é mais profundo, a alegria é mais presente, o estado de paz é mais percebido. Enxerga-se a vida de uma forma mais simples, mais leve, com mais clareza, objetividade, mais aceitação, menos estresse, reduzindo a produção de adrenalina e cortisol, responsáveis pelo estresse. Melhora a qualidade de vida das pessoas propensas a sentirem dor. A Meditação aumenta as ondas alfa e teta no cérebro, que transmitem a sensação de relaxamento. Meditar é esvaziar a mente dos problemas do dia a dia que causam ansiedade, tensões, sofrimentos, propiciando o aparecimento de doenças, favorecendo o envelhecimento precoce, trazendo insônia, inquietação e mal-estar. Com a Meditação aprende-se a voltar para dentro de si, a se conhecer melhor, a observar os pensamentos, as emoções, a se olhar exatamente como se é, possuidor de fraquezas e forças, de medos e coragem, vulnerável à ira e ao amor, a apegos e desapegos, capaz de fazer justiça e de praticar injustiça. À medida que se vai conhecendo essas limitações, passa-se a compreender os próprios erros e, consequentemente, os erros dos outros. Aprende-se, então, através da consciência de si mesmo, a desenvolver o sentimento de compaixão, enxergando o mundo como ele é e não da forma como se quer que ele seja. É por isso que as pessoas que meditam tendem a ser mais alegres e mais felizes. Elas passam a se amar mais, a amar o outro e a amar Deus. Aliás, esta é a proposta do Yoga: "união" consigo, união com o outro e união com Deus.

O que é preciso para meditar:

Escolher um lugar tranquilo, silencioso, onde se sinta à vontade. Se possível, no início escolha o mesmo local e horário.

Sendo uma prática diária, a Meditação requer vontade, determinação e disciplina. A escolha da hora vai depender da disponibilidade, evitando-se meditar depois das refeições ou com sono, pois nessas condições torna-se mais fácil cochilar. Durante a Meditação é comum ter sono, a mente, que só anda acelerada, vai achar que foi desacelerada porque está na hora de dormir.

Quanto ao tempo necessário, pode ser em torno de 20, 30, 40 minutos ou até mais. Pode ficar à escolha. Também pode-se meditar mais de uma vez por dia.

A Meditação pode ser feita sentado numa almofada, com as pernas dobradas, ou encostado na parede, com as pernas dobradas ou estiradas, ou numa cadeira, com os pés apoiados no chão. A posição deve ser confortável, do contrário a mente vai reclamar o tempo todo, porém, se a posição for confortável em demasia, poderá levar a pessoa a adormecer. Daí ser recomendado manter sempre a coluna ereta.

A cabeça deve manter-se no alinhamento vertical, no prolongamento da coluna, evitando que o pescoço fique dobrado para a frente ou para trás.

Manter a respiração suave e o corpo relaxado, lembrando-se de soltar os ombros para não forçar a musculatura das costas.

A roupa deve ser confortável.

É indispensável manter a imobilidade do corpo durante a Meditação, o que ajuda, por consequência, a imobilidade da mente.

Sentindo necessidade de se coçar, de engolir saliva, de mudar de posição, é recomendável evitar o automatismo. É bom lembrar que a mente vai fazer tudo para não ser controlada, convindo, assim, rotular cada situação. Exemplo: sentindo vontade de engolir saliva, diga: "Vou agora engolir saliva". Precisando mudar a posição da perna, dizer: "Vou mudar a posição de minha perna". A mente então vai entender que tem gente no comando.

Os olhos fechados evitam distração e diminuem a velocidade da mente.

Como o objetivo da Concentração é controlar a mente, existem várias técnicas de Concentração e citaremos algumas como exercício para que a mente se aquiete.

É necessário escolher uma e praticá-la por muito tempo para que ela se torne natural. Se ficar mudando sempre de técnica, a pessoa vai atribuir a falta de concentração à técnica e não a si mesmo.

DHYANA

TÉCNICAS DE CONCENTRAÇÃO

> *"Da ilusão, conduz-me à Verdade.*
> *Da escuridão, conduz-me à Luz.*
> *Da morte, conduz-me à Imortalidade."*
> Os Upanishades

A falta de silêncio hoje no mundo é um grande problema, do silêncio do corpo, do silêncio da alma, do silêncio da mente.

Neste momento, nós os convidamos a entrarem no silêncio.

Para isso, vamos fazer primeiro um breve relaxamento.

Procure uma postura confortável, mantendo a coluna ereta, relaxada, feche os olhos, deixe a cabeça no prolongamento da espinha, tendo o cuidado de evitar que a cabeça caia para trás ou para a frente, evitando tensão nas cervicais.

Feche suavemente os olhos.

Relaxe todo o couro cabeludo, a testa, os olhos.

Solte as faces, deixando o maxilar relaxado.

Relaxe as cervicais, solte os ombros, os braços e as mãos.

Libere toda a tensão dos músculos das costas, do peito, glúteos e ventre.

Relaxe as coxas, as pernas e os pés.

Faça uma inspiração lenta e profunda e, ao exalar o ar, relaxe todo o corpo de uma só vez, repita três vezes, conscientemente, lentamente, suavemente.

VAMOS USAR COMO TÉCNICA PARA CONCENTRAÇÃO A OBSERVAÇÃO DOS PENSAMENTOS

Você agora vai simplesmente observar seus pensamentos.

Se surgir algum pensamento, observe-o. Não alimente, não proíba, não julgue, não analise, fique presente, apenas observe. Quando você observa o pensamento, ele vai embora e se percebe um pequeno vazio.

Outros pensamentos virão e você vai continuar observando-os. Continue como a presença que observa sem julgar, sem alimentar, sem proibir, imparcial, sereno, sem se identificar com ele, presente somente como testemunha.

Você agora é como um céu azul bem profundo e os pensamentos são como nuvens que passam.

Continue durante todo o tempo observando seus pensamentos.

USAREMOS OUTRA TÉCNICA, QUE É A CONCENTRAÇÃO NA RESPIRAÇÃO

Vamos relembrar o que é preciso para começar a Meditação: sentar-se em uma postura confortável, em um lugar tranquilo, sem ser interrompido, com uma roupa confortável, manter a coluna relaxada, ereta, a respiração suave, a cabeça no prolongamento da espinha, olhos fechados, fisionomia e corpo relaxados, corpo imóvel.

Lembre-se de rotular, se precisar: mudar de posição, engolir saliva, coçar-se, se alguma coisa lhe incomodar, porém só use esses rótulos se realmente forem necessários, pois o ideal é manter a imobilidade do corpo durante toda a Meditação.

Faça um relaxamento simples como foi feito anteriormente.

Concentrar na respiração é uma excelente forma de nos acalmar, de aquietar nossa mente. A respiração não só purifica as toxinas de nosso corpo, como também de nossa mente, daí o Yoga dedicar o quarto passo para se chegar à iluminação, à respiração, ao Pranayama, que significa domínio da respiração. Toda postura de Yoga, "asana", é feita com respiração. A respiração é a ponte que une o corpo à mente; ela nos traz para dentro de nós, é a única função de nosso corpo que fazemos consciente ou inconscientemente. A respiração nos traz para o momento presente, para o aqui, o agora. Não podemos deixar para respirar depois. Podemos, sim, deixar para comer e beber mais tarde, adiar o sono, segurar por algum tempo as necessidades fisiológicas, porém a respiração não espera, tem que ser agora, nesse exato momento, ela nos traz para o presente, para o agora, nos acompanha todo o tempo, está dentro de nós, é um método simples, conhecido universalmente. Com a respiração, nós absorvemos não só o oxigênio, mas também o prana, a energia vital, o sopro da vida, o hálito vital, a própria vida.

COMEÇANDO A CONCENTRAÇÃO NA RESPIRAÇÃO

Agora leve a atenção para sua respiração. Simplesmente perceba o ar entrando e o ar saindo. A respiração é natural, você deve se concentrar na inspiração e na expiração, ou seja, na entrada e na saída do ar. A respiração pode ser curta ou pode ser longa. Deve-se observar a respiração no peito, na barriga, nas narinas. O importante é que você esteja consciente quando a respiração for curta e também quando for longa. Que você esteja consciente para sentir a respiração no abdome e também senti-la no peito ou nas narinas. Fique consciente de toda mudança que ocorrer no ritmo de sua respiração. Quando a pessoa observa a respiração, ela fica no presente, no agora, consciente. Caso surja algum pensamento, recomenda-se voltar a atenção para a respiração. Se surgirem mais pensamentos, de novo a atenção deve voltar para a respiração. A proposta como técnica para Meditação é a Concentração na respiração. Os pensamentos são como nuvens soltas que passam. Você é como o céu azul, bem profundo, sereno, tranquilo, imóvel, que permanece.

CONCENTRAÇÃO EM UM MANTRA

Mantra é uma expressão de uma letra, de uma sílaba, de uma palavra ou de uma frase. Mantra é uma forma de proteger a mente.

Nós vamos usar, como técnica de Meditação, a concentração em três mantras.

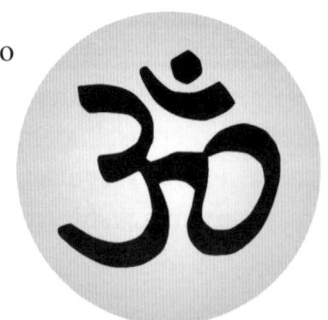

O primeiro mantra a ser usado é o "Om", que é o mantra original, o som de todos os sons, o som da criação do Universo, a raiz do todos os sons. O som que nos leva a nos comunicar com o Criador, com Deus. O Om tem o poder de acalmar nossa mente, de desobstruir as correntes de energia de nosso corpo, de transmutar as negatividades, tanto as nossas como as do ambiente em que estivermos.

Vamos nos lembrar de que, para meditar, não podemos nos descuidar da imobilidade de nosso corpo. Temos de permanecer quietos, silenciosos, fazer um breve relaxamento e algumas respirações profundas e manter a coluna ereta, relaxada.

O mantra escolhido deverá ser repetido durante toda a Meditação e só deve ser mudado quando se sentir realmente necessidade e não por simples curiosidade. Recomenda-se que a pessoa deve deixar que seu mantra se torne natural, belo, suave como a brisa. Assim ele irá aquietar seu corpo, suas emoções, sua mente, sua alma.

CONCENTRAÇÃO NO MANTRA OM

Vamos agora repetir o mantra Om. Poderá ser em voz alta ou baixa, ou poderá ser mentalmente. Vamos repetir o pranava (mantra de uma só sílaba) Om, suavemente, sem pressa, calmamente. Se surgirem pensamentos, simplesmente volte a repetir o mantra.

Você pode também entoar o mantra Om toda vez que expirar, a inspiração é natural, automática, acontece por si mesma, porém, ao expirar, você entoa o seu mantra. Se sua expiração for longa o Om será longo, se for curta, o Om também será curto, o que importa é que você vai estar consciente de tudo, consciência sem pensamentos.

MANTRA SO HAM

O segundo mantra que vamos praticar é "So Ham". A palavra So vem de Sat, Ser, Deus. Ham significa "Eu Sou", tem o mesmo significado das palavras de Jesus: "Eu e o Pai somos Um". Este mantra nos conecta com a divindade, com a certeza de que somos seres divinos, que somos luz e que devemos deixar essa luz iluminar nossas vidas, nosso caminho, nossos sonhos, não devemos deixá-la escondida, que temos o poder criador dentro de nós e podemos também criar coisas belas.

O Om e o So Ham são mantras Universais.

CONCENTRAÇÃO EM SO HAM

Lembramos dos procedimentos que antecedem à Meditação, que já foram explicados anteriormente.

Vamos repetir o mantra So Ham com calma, conscientes. Se surgirem pensamentos, lembre-se de que eles são como nuvens que passam e novamente volte a repetir seu mantra.

Também você poderá associar a palavra So à sua inspiração e a palavra Ham à expiração; então ao inspirar você entoa So, ao expirar Ham.

MANTRA MARANATHA

Este mantra foi dado por um mestre indiano, em 1954, a um católico, John Main, que estava no Himalaia. Por ele ser cristão, deu-lhe uma palavra em aramaico que era a língua falada por Jesus, Maranatha, que significa: "Vem, Senhor". John Main se tornou, depois, um monge católico. Só em 1976 ele começou a ensinar Meditação baseada nesse mantra, que rapidamente cresceu e se espalhou por todo o mundo católico.

Todos esses três mantras, Om, So Ham e Maranatha nos conectam com a divindade dentro de nós, sendo que os dois primeiros são conhecidos universalmente e o último só é conhecido no mundo cristão. São Meditações simples, agradáveis e levam a mente a manter a Concentração sem tensão.

CONCENTRAÇÃO NO MANTRA MARANATHA

Tudo será feito semelhantemente às outras Meditações.

Sentar-se da maneira mais quieta possível, mantendo a coluna ereta, relaxada e, então, silenciosa e interiormente, comece a entoar o mantra "Maranatha".

As quatro sílabas deverão ser pronunciadas com a mesma intensidade, separando cada sílaba: *ma-ra-na-tha*.

Ouça o mantra à medida que você pronuncia, repita sempre a palavra *ma-ra-na-tha* de uma forma contínua, suave, calma e conscientemente. Evite analisar ou alimentar qualquer pensamento, seja de ordem espiritual ou não. Porém, se os pensamentos surgirem, volte a repetir seu mantra e deixe que eles, os pensamentos, passem, assim como as nuvens se desfazem, lembrando-se sempre de que você é como um céu azul profundo, sereno, estável, tranquilo.

SAMADHI

> *"O caminho é longo,*
> *são muitos os obstáculos até chegar ao último passo,*
> *anga, membro do Yoga Clássico, o Samadhi, porém*
> *'Não há distância que não se disfarça*
> *diante da persistência das caminhadas'."*
> João Carlos Pecci

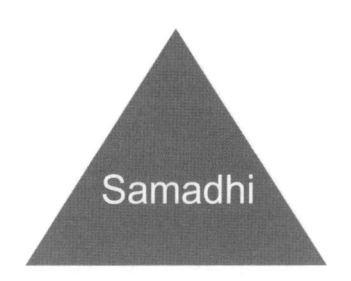

(Triângulo com a palavra "Samadhi" no centro)

YAMA

Começamos com Yama, somos como uma gota d'água que precisa se juntar às outras, fortalecendo-se para se tornar filetes de água, pequenos córregos, riachos, pequenos rios, unidos a outros rios maiores e todos trazendo na consciência uma imensa vontade de alcançar o Oceano, mas para isso precisamos controlar nossos impulsos, nossos instintos para podermos viver em paz com o mundo e juntos nos fortalecermos em busca de nosso objetivo maior: o "Oceano".

NIYAMA

No segundo passo, Niyama, a pessoa é levada a se conhecer melhor, a olhar para dentro de si e manter uma atitude positiva diante dos obstáculos que se encontram, visando não se perder no caminho. Fazer como as águas, contornando os impedimentos, criando sinuosidades e seguindo em frente.

ASANA

Com o terceiro passo, Asana, conhece-se o próprio corpo, observa-se seus bloqueios, suas tensões, a rigidez, a falta de flexibilidade, sentindo-se seu próprio limite. Aprende-se a respeitá-lo e também a respeitar os limites dos outros. As pessoas, juntas, tornam-se como se fossem pequenos rios.

PRANAYAMA

Aprende-se com o Pranayama, o quarto passo, a acalmar o próprio corpo, a emoção, a mente, e controla-se também a respiração. A pessoa se fortalece mais e se junta a outros rios.

PRATYAHARA

Nessa caminhada, Pratyahara, o quinto passo, o foco é o controle dos sentidos, a pessoa abstraindo-se das interferências internas e externas. Se o rio já se tornou forte, agora se percebe que ele se aproxima do Oceano.

DHARANA

Tem-se necessidade de silenciar, quer-se ouvir o oceano. Necessita-se, para tanto, do controle da mente, deixando-se a pessoa de ser escrava e tornado-se senhora dela, da mente. Estamos em Dharana, sexto passo, que junto a Dhyana formam o núcleo interno do Yoga.

DHYANA

Em Dhyana, o sétimo passo do Yoga, o silêncio é total. A pessoa é preenchida de luz e ouve o que o Oceano tem a lhe dizer.

SAMADHI

*"O vento de meu espírito soprou
sobre a vida e tudo que era efêmero se desfez.
E ficaste só tu que és eterno."*

Autor desconhecido

Se através de Pratyahara abstrai-se do mundo exterior, se em Dharana há um esforço para evitar-se a dispersão mental, se Dhyana é consciência sem pensamentos, Samadhi é a transmutação da consciência.

E assim alcançamos o oitavo e último passo do Yoga: Samadhi, estado de introspecção, iluminação, de totalidade, onde toda dualidade cessa, onde deixamos de ser preenchidos pela luz e nos tornamos a própria luz, onde não somos mais a gota d'água, o filete de água, o riacho, o pequeno rio, o rio maior, o grande rio, porém somos o próprio Oceano.

Parte II

RELAXAMENTO

"Homem, és tu mesmo teu segredo!
Quem pode abrir tuas portas senão tu?
E, senão tu, ninguém há de penetrá-la."
Selvarajan Yesudian

Não criamos nossa vida, porém somos responsáveis por sua qualidade e o relaxamento é um recurso utilizado ao longo do tempo pelos yogues para mantê-la saudável, daí porque se recomenda fazê-lo para finalizar as sessões de Yoga, relaxando conscientemente cada parte do corpo, deixando-o pesar sobre o solo em um estado de entrega, de imobilidade, utilizando a respiração como auxiliar que o ajudará a entrar nesse estado de desligamento, de pausa, de nada fazer, dando ao corpo e à mente o merecido descanso.

Cada vez mais temos menos tempo para nós, estamos sempre correndo, são tantas tarefas, tanta a cobrança, e assim aprendemos a viver sob pressão. Vamos ficando mais ansiosos, tensos, estressados.

O relaxamento consciente ajuda a você descontrair cada parte de seu corpo, a afrouxar os músculos e, à medida que a mente vai acompanhando esse processo, ela também vai se aquietando, a respiração vai ficando mais tranquila, mais lenta, profunda, reduzindo o consumo de oxigênio, acalmando os batimentos cardíacos, aumentando a concentração, a criatividade, o raciocínio, eliminando as tensões físicas e mentais resultantes do estresse acumulado ao longo da vida, reduzindo a ansiedade, a insônia, o uso de remédios, rejuvenescendo, auxiliando na eliminação das doenças psicossomáticas, aumentando o potencial energético, reduzindo a hipertensão, enfim, melhorando a saúde física geral.

A postura natural para relaxar é Shavasana, conhecida como postura do morto, deitado de costas, pernas e braços ligeiramente afastados e relaxados, mãos viradas para cima, sem tensão, rosto olhando em direção ao céu, olhos suavemente fechados. Também podemos relaxar sentados, com os pés apoiados no chão, o corpo acomodado em uma cadeira. Durante a prática de Yoga, o relaxamento está presente nos exercícios respiratórios e nos asanas, liberando as tensões musculares, ativando o sistema parassimpático, revitalizando as glândulas endócrinas, sendo então o relaxamento parte integrante de toda a prática do Yoga.

PRÁTICA DE RELAXAMENTO I

Deita-se em Shavasana, de costas, os braços pouco afastados, 15 centímetros mais ou menos. Se os braços ficarem encostados ao corpo, ou muito afastados, poderão gerar tensão nos ombros e nas costas. Sem retesamento de músculos, palmas das mãos abertas, viradas para cima, receptivas ao elemento ar, o dorso da mão em contato com a terra, sentindo a polaridade do ar e da terra magnetizando as mãos.

Os pés levemente caídos para os lados, com mais ou menos 45 centímetros de afastamento um do outro.

Rosto virado para cima, como se olhasse em direção ao céu.

Olhos fechados, suavemente, sem se deixar adormecer, estando consciente, presente e receptivo.

Preencha sua mente com um só pensamento:

"Eu vou relaxar, eu vou dar ao meu corpo o merecido descanso, eu vou me desligar das preocupações do dia a dia.

Eu vou levar minha atenção para meus pés com a intenção de soltá-los; vou inspirar lentamente, suavemente e, ao expirar, relaxo completamente meus pés.

Vou levar minha atenção para meus tornozelos e inspiro suavemente; ao expirar vou relaxá-los completamente.

Levo minha atenção para minhas pernas, inspirando; ao expirar libero qualquer tensão aí existente.

Inspiro lentamente, levando minha atenção para meus joelhos com a intenção de, ao expirar, relaxá-los totalmente.

Dirijo minha atenção para minhas coxas, para os ossos maiores de meu corpo, inspirando; ao expirar, relaxo qualquer tensão.

Minha atenção agora é para minha coluna vertebral, para esse pilar que sustenta meu corpo, visualizo cada vértebra saudável, alinhada, perfeita, e inspiro profundamente. Ao expirar, relaxo toda a minha coluna.

Levo minha atenção para meus glúteos e inspiro, liberando, ao expirar, qualquer desconforto dessa área. Levo essa descontração para todo o meu ventre, visualizando meus órgãos saudáveis, funcionando plenamente.

Sinto minhas costas em contato com o chão e percebo como tenho colocado um peso excessivo nela, peso este não só meu, mas também dos outros. Vou inspirar profundamente e descarrego, na terra, ao expirar, todo esse peso.

Inspiro, levando a atenção para o peito, e expiro, lentamente, liberando as tensões de meu coração.

Levo minha atenção para meus ombros, braços e minhas mãos, enquanto inspiro, e, ao expirar, eles relaxam completamente.

Giro meu pescoço para um e para outro lado, liberando qualquer tensão, e vou descontraindo também os maxilares, as faces, os olhos, a testa e o couro cabeludo.

Inspiro mais uma vez, lenta, suave e profundamente. Ao expirar, relaxo meu corpo de uma só vez.

Sinto meu corpo totalmente relaxado, meu coração batendo lentamente, minha respiração suave. Preencho minha mente com um só pensamento: eu estou em paz, tranquilo, sereno e vou continuar assim quando sair daqui.

Agora, vou abrir meus olhos, espreguiçar-me, bocejar, voltar às minhas atividades em paz, tranquilo e feliz".

PRÁTICA DE RELAXAMENTO II

Deitado em Shavasana.

Feche seus olhos suavemente e sinta a força de atração da terra puxando todas as tensões de seu corpo e você se derretendo no chão, soltando as ansiedades, os medos, as tristezas e tudo que possa lhe tirar a paz.

Relaxe seus pés, suas pernas, seus joelhos e suas coxas.

Sinta os glúteos apoiados no chão e relaxados. Relaxe também seu ventre e os órgãos aí situados.

Leve sua atenção para o peito e perceba seu coração batendo... Inspire devagar, enchendo todo o seu peito de ar, vá expirando e acalmando seu coração.

Solte os músculos das costas e sinta sua coluna alinhada, perfeita, saudável, relaxada.

Descontraia os ombros, braços e as mãos.

Solte os maxilares e deixe os lábios entreabertos e relaxe suas faces.

Relaxe o fundo de seus olhos.

Solte as tensões da testa e descontraia todo o couro cabeludo.

Agora faça uma inspiração profunda e, ao expirar, relaxe seu corpo de uma só vez, deixando que tudo aconteça sem esforço, suave, serena e gostosamente. Nesse momento, sua respiração vai levando para você o oxigênio, o prana e a energia vital a todas as suas células e retirando o gás carbônico, as toxinas e digerindo as tensões, medos e ansiedades.

A respiração é a ponte que liga seu corpo à mente.

Perceba a mudança acontecendo agora em seu corpo e em sua mente através da respiração.

A mudança, faz parte de sua vida, assim como a respiração. Tentar impedi-la é como querer que a vida não aconteça.

Como nós já sabemos que somos filhos do Criador e herdamos também o poder de criar, podemos criar coisas belas, se pensarmos em coisas belas, mas para isso é preciso que se use a imaginação, a criatividade. Então, procure visualizar um céu azul bem brilhante, como o céu das manhãs de verão, imagine também que o ar tem a mesma cor desse céu azul e que você vai inspirar esse azul belo, brilhante, sentindo seu peito se abrir e o ar azul trazendo paz, saúde, tranquilidade, segurança. Ao expirar, você vai liberar aquele ar cinzento cheio de gás carbônico e de toxinas não só de seu corpo como também de sua mente, que ao longo da vida você foi retendo, juntando, acumulando. Então abra seu peito, deixe qualquer angústia, ressentimento, sofrimento saírem ao expirar. Ao inspirar, preencha-o com esse azul suave, brilhante, novo, curador e assim você percebe que a inspiração traz o novo, o azul suave, a paz, a felicidade, a calma, a saúde e que a expiração leva o cinzento, a tristeza, a solidão, a inércia, a doença, o sofrimento. Seu corpo agora está saudável, cheio de energia e sua mente calma, em paz, serena, e tudo isso acontece dentro de você. Dentro de seu Ser existe um lugar permanente, silencioso, sereno, seguro e imutável, é aí que se encontram a paz tão desejada, a felicidade tão buscada, assim como as respostas para os problemas que o afligem, seja a solução ou a aceitação daquilo que você ainda não pôde mudar, digo "ainda", pois como você é um ser em evolução, pode ser que a solução venha depois ou, quem sabe, o sábio tempo tire sua atenção do valor que esse problema tem agora. No futuro, ao olhar para trás, você verá que aquela dificuldade trouxe outros caminhos e esses novos caminhos lhe tornaram mais feliz, mais forte, mais seguro. Agora você já pode ir para esse lugar dentro de você, que é permanente, imutável, silencioso, seguro.

Jesus nos falou desse lugar. Ele nos disse que o Reino de Deus está dentro de nós e é desse lugar, desse Reino, que estamos falando. Esse Reino é um estado permanente de paz, de felicidade, de amor e está dentro de você. Quando você o encontra, mesmo por alguns momentos, sente-se mais forte, mais seguro, mais pleno de amor, mais feliz, mais sereno e consciente de que o único soberano desse reino é você e que ninguém poderá roubá-lo.

Permaneça assim por alguns momentos.

Aos poucos, vá retornando, mexendo sua língua, sentindo gosto, abrindo olhos lentamente como o sol faz quando nasce, mexendo os pés, as mãos, espreguiçando-se, bocejando e deixando um sorriso suave brotar em seus lábios.

BANDHA

> *"Um certo grau de oposição é importante para um homem.*
> *As pipas sobem contra e não com o vento."*
> *John Neal*

"Bandha" significa contração, fecho, nó, controle, compressão, bloqueio, chave. São contrações de músculos que vão atuar nas glândulas endócrinas, na corrente sanguínea e no sistema nervoso. Estão diretamente relacionadas aos Mudras, formando um subgrupo deste.

No Hatha Yoga, os Bandhas mais conhecidos são: Jihva Bandha, Jalandhara Bandha, Uddiyana Bandha e Mula Bandha, e são geralmente praticados com os pranayamas.

JIHVA BANDHA

Jihva em sânscrito se traduz como língua, então Jihva Bandha significa chave de língua. É um trabalho de travamento da língua no qual ela pressiona o céu da boca, deixando o freio completamente repuxado e visível.

Este Bandha exercita os músculos do pescoço, da faringe e da laringe. Ao pressionar o véu palatino com a língua, a hipófise é indiretamente massageada, melhora a circulação sanguínea, torna saudáveis os gânglios e nervos cervicais.

JALANDHARA BANDHA

É conhecido também como chave de queixo e consiste em pressionar firmemente o queixo contra o alto do externo, e para isso é preciso curvar a cabeça levando o queixo em direção ao peito, ocasionando um estiramento da espinha para cima e estimulando, dessa forma, o cérebro, daí o significado da palavra "dhara" ser estiramento para cima e da palavra "jala" significar rede, referindo-se ao cérebro e centros nervosos que passam pelo pescoço.

Este Bandha beneficia a tireoide, aquieta a mente, estimula o cérebro.

UDDIYANA BANDHA

A palavra Uddiyana, em sânscrito, significa elevar-se. Daí a técnica consistir na elevação do diafragma até o tórax e na contração dos músculos abdominais contra a coluna vertebral.

Este Bandha tanto pode ser praticado em pé como sentado e só pode ser feito sem ar, ou seja, em Sunyaka, e com o estômago vazio. É excelente para o abdome. Massageia os intestinos, ameniza a prisão de ventre, diminui a gordura abdominal e estimula o funcionamento do fígado.

MULA BANDHA

Mula significa raiz, base, suporte. É feito pela contração forte e forçada dos esfíncteres anais, levando consequentemente à contração da região pélvica, estimulando o sistema nervoso central e simpático, através das terminações nervosas dos esfíncteres anais.

Esse exercício fortalece os músculos dos esfíncteres anais e estimula o movimento peristáltico, melhorando hemorroidas e prisão de ventre.

Parte III

MANTRA

"As palavras que nascem só da mente são como um muro;
as que brotam também do coração são como uma ponte."
Provérbio eslavo

A palavra ou som tem um poder muito grande. A palavra que você fala é um mantra, tem muita força, daí a importância do que se fala, ela começa em sua mente, é a expressão de seu sentimento, é seu pensamento verbalizado, são as expressões de suas ideias e temos de assumir a responsabilidade por ela. É por meio da palavra que trazemos a paz para o mundo, mas também podemos trazer a guerra, ela pode provocar emoções positivas ou negativas. Os sons são formados por ondas que vibram no ar e geram energia, a palavra (ou som) é muito forte, sua vibração está além de nosso entendimento. Vamos citar alguns exemplos com palavras e sons: "Deixe-me bater na minha boca. Isola. Foi praga".

Recorda-se das muralhas de Jericó? Deus mandou Samuel tocar as trombetas e as muralhas de Jericó caíram. Nas Forças Armadas, os passos cadenciados não são permitidos ao atravessar uma ponte ou viaduto. Se o som (ou palavra) tem o poder de destruir, o mesmo poder também tem para construir, e ratificamos isso em todos os momentos de nossa vida, como o som (a palavra) pode nos ajudar. Quando você estiver triste, experimente repetir várias vezes a palavra alegria, como se fosse um mantra. Quando estiver nervoso, vibre a palavra calma, calma, calma. Quando estiver com muita raiva, diga: paz, paz, paz.

A palavra mantra é derivada da raiz "man", pensamento, mente, e do sufixo "tra", que significa instrumentalidade, ou seja, mantra é instrumento para o pensamento, vibração sonora que liberta a mente. É uma expressão sagrada de uma letra, de uma palavra com uma ou mais sílabas, de uma frase ou de um texto que tem a capacidade de mandar vibração para universo e trazê-la, canalizada, de volta para nós, para as pessoas que estão próximas e para o ambiente onde estamos. É por esse motivo que sempre se vibra um mantra no início das aulas de Yoga. O mantra tem também a finalidade de cessar nossas atividades mentais, de acalmar nossa mente e de pacificar nossos pensamentos, de servir como foco para concentração da mente, onde o mantra é repetido ritmicamente, continuadamente, conhecido como Japa, que significa repetição, daí por que o mantra é tão usado como instrumento para a meditação. O mantra é considerado a ciência do som. Uma forma de proteger a mente.

Citaremos aqui o mantra Om, por ser considerado o mantra de todos os mantras, a raiz de todos os sons, a vibração primordial, o som primordial, a eterna voz interior, o eco divino, a sílaba sagrada, o corpo sonoro de Deus, a manifestação do Absoluto, o som da criação do Universo, dele procede o Universo, é a origem e o fim de todo verbo, o Som da Unicidade do Universo.

"No começo a Palavra já existia: a palavra estava voltada para Deus, e a Palavra era Deus. No começo ela estava voltada para Deus. Tudo foi feito por meio dela, e, de tudo que existe, nada foi feito sem ela. Nela estava a vida, e a vida era a luz dos homens. Essa luz brilha nas trevas, e as trevas não conseguiram apagá-la." (Evangelho de São João, 1:1-6).

O mantra Om é formado pela junção das letras A, U, M, que se pronuncia Om. A fusão de "A" com "U" resulta o som "O".

A, U e M representam os três aspectos da Divindade.

"A" representa o Deus Criador, o Pai, em sânscrito: Brahma.

"U" representa o Espírito Santo, o Conservador, em sânscrito: Vishnu.

"M" representa o Filho, o Renovador, em sânscrito: Shiva.

O Om, quando escrito em caracteres sânscritos, torna-se um símbolo gráfico e passa a ser denominado Yantra; quando entoado, é um mantra.

Cada mantra vibra em uma intenção. Ao vibrarmos o Om, a intenção é conectarmos-nos com a Criação, com o Criador, com Deus.

O mantra Om cria uma vibração especial que é absorvida por todo o nosso corpo, desobstruindo as correntes de energias de nosso corpo, revitalizando nossas células, protegendo nossa mente, transmutando nossas negatividades e também do ambiente em que estamos.

O mantra Om é chamado de Pranava, que significa um mantra de uma só sílaba.

MUDRA

> *"Assim como é o microcosmo, é o macrocosmo.*
> *Assim como é o átomo, é o Universo.*
> *Assim como é o corpo humano, é o corpo cósmico.*
> *Assim como é a mente humana, é a mente cósmica."*
> Tradição hindu

A palavra mudra se deriva da palavra mud, que quer dizer: gozar, alegrar, e se originou da dança indiana.

Esta palavra significa gesto, selo, símbolo, posicionamento místico das mãos e do corpo. São gestos feitos com as mãos e com o corpo que simbolizam uma forma não verbal de comunicação e de autoexpressão.

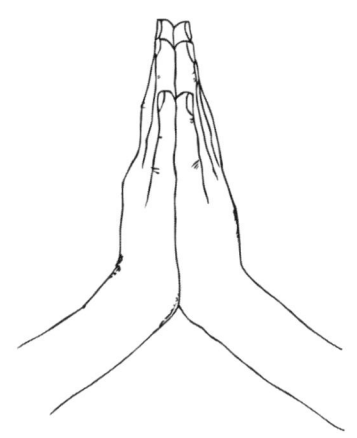

Estes gestos controlam a energia do corpo, geram alegria, exercem influência sobre o psiquismo, produzem profundas alterações e agem conscientemente sobre ele. Os gestos são sinais que enviam, através do sistema nervoso, mensagens do corpo para a mente, relacionando as mãos ao cérebro, o consciente ao inconsciente. Existe uma íntima relação das mãos com o cérebro. Tudo que o homem faz com as mãos afeta o córtex cerebral e as camadas cerebrais interligadas do consciente e do inconsciente através do sistema nervoso.

Os mudras despertam e harmonizam os centros energéticos do corpo.

Um exemplo percebido facilmente é quando colocamos as mãos postas na frente do peito em PRONAM MUDRA, ou seja, o gesto de saudação, que nos leva a um estado de paz, de humildade, calma. Com esse gesto não conseguiríamos jamais agredir nosso semelhante, as mãos que se unificam representam o homem e Deus (ver figura anterior).

MUSHTI E SUCHI

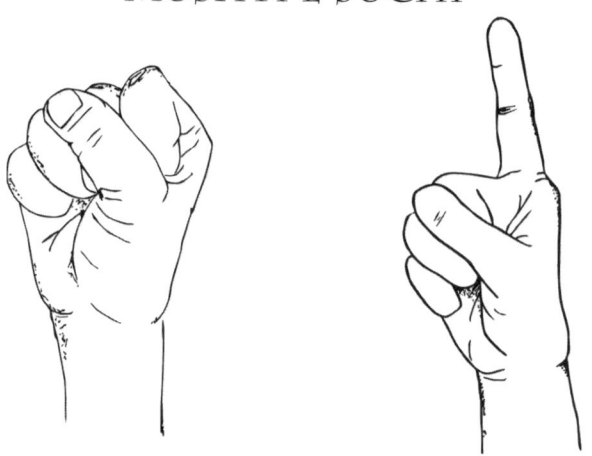

Existem outros gestos que nos levam a um estado de repreensão, de ira, de agressão, como por exemplo: o MUSHTI, punho cerrado, e o SUCHI, dedo em riste, ou seja, o indicador levantado, que pode significar também: não, silêncio, e apontar alguma coisa, daí esse dedo ser chamado indicador.

JNANA-MUDRA, O GESTO DO SABER

O polegar e o indicador se tocam, formando um círculo, simboliza a interação do homem, finito e limitado, com o Absoluto, infinito e ilimitado. Os outros dedos permanecem estirados. Esse gesto é usado geralmente em exercícios respiratórios e meditação. A união do polegar e do indicador reaviva as energias vitais, o sistema nervoso, o cérebro, a inteligência, o tato, melhorando a insônia e falta de memória. Esse mudra une a consciência individual à consciência cósmica.

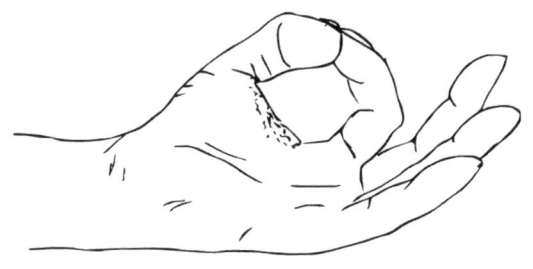

Geralmente, quando nos referimos a nós, ou a outra pessoa, apontamos com o indicador. Quando nos referimos a algo distante, levantamos o polegar. Por exemplo, quando pedimos carona levantamos o polegar, referindo-nos à direção aonde vamos.

JO-IN MUDRA

Juntar o polegar e o indicador das duas mãos, formando círculo, um ao lado do outro e os demais dedos da mão direita descansando sobre os da mão esquerda.

Este mudra simboliza a identificação do homem com o Divino.

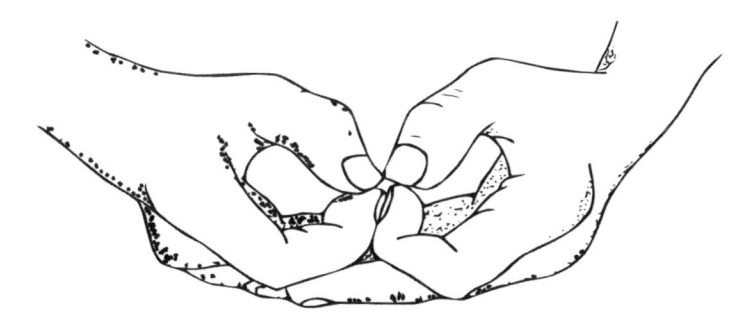

SHIVA MUDRA

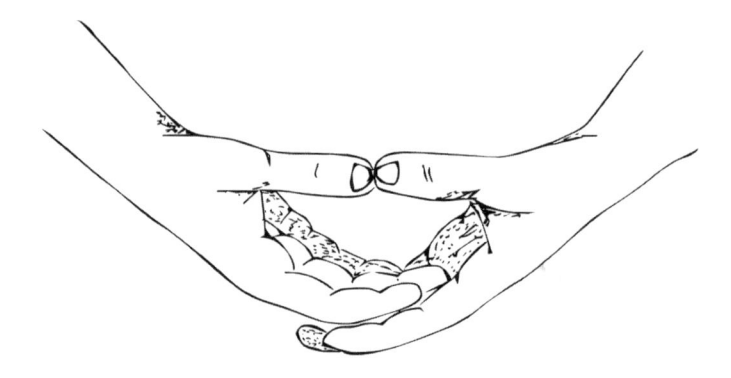

Colocar as mãos em concha, relaxadas, uma dentro da outra, com as palmas viradas para cima, polegares se tocando, trazendo-as para o centro do abdome. O toque do polegar direito com o esquerdo aumenta o calor do corpo. Esse gesto simboliza a união da matéria com o espírito, ou seja, do eu pessoal com o eu superior. As mãos em forma de concha, como um vaso, simbolizam o esvaziamento do coração, para acolher os ensinamentos divinos.

TRIMURTI MUDRA

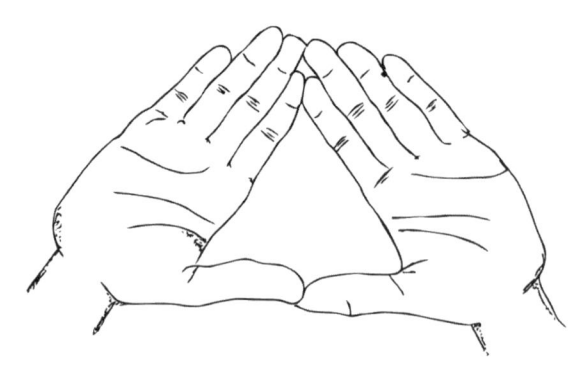

É representado por um triângulo, feito pela união dos polegares e indicadores, enquanto outros dedos permanecem juntos e estirados. O triângulo significa o princípio da Trindade. No Cristianismo corresponde ao Pai, Filho e Espírito Santo. No Egito antigo era: Hórus, Íris e Osíris. Na Índia: Brahma, Vishnu e Shiva. Quando o triângulo está virado para baixo, representa o corpo, mente e espírito, ou seja, a tríade inferior, e quando o triângulo está virado para cima simboliza a Trindade ou a interação das três forças: positiva, negativa e neutra.

TRISHULA OU TRIDENTE

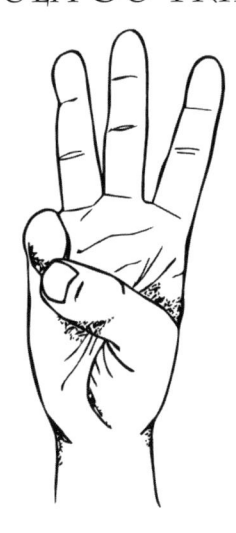

As palmas das mãos voltadas para a frente, o dedo mínimo e o polegar se tocam, o indicador, médio e anular ficam estirados e apontando para o céu, simbolizando a união do corpo, mente e espírito e também a Trindade.

PUSHPAPUTA MUDRA, OU MÃOS EM OFERENDA

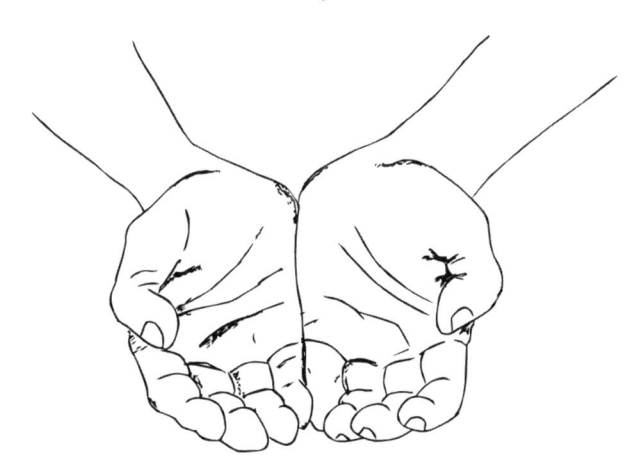

As mãos juntas em forma de concha, com as palmas voltadas para cima, os polegares relaxados, levemente curvados para dentro, formando um recipiente de oferendas, repleto de flores.

GARUDA OU PÁSSARO MÍSTICO

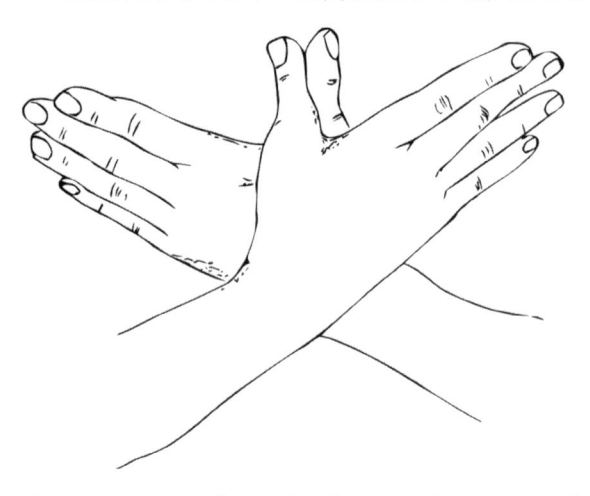

Palmas das mãos cruzadas, voltadas para dentro, unidas pelos polegares, formando uma imagem de um pássaro. Esse Mudra é conhecido como pássaro místico, por ser considerado o veículo de Vishnu.

PADMA MUDRA OU SELO DE LÓTUS

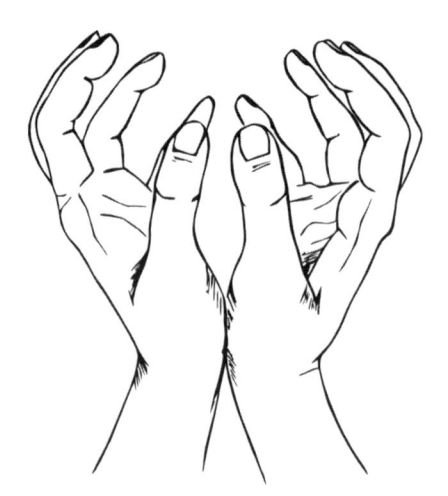

Os pulsos se juntam e os dedos meio curvos se abrem formando as pétalas de uma flor de *lótus*.

EXERCITANDO OS MUDRAS

1 – Sentado, em postura meditativa, coloque as mãos em Shiva Mudra, vivencie esse gesto, permitindo a união do eu pessoal com o eu superior, ou seja, da matéria com o espírito. Aquiete-se, esvazie seu coração e sinta que suas mãos, em forma de concha, estão receptivas para receber os ensinamentos divinos.

2 – Com os polegares juntos, passe de Shiva Mudra para Pronam Mudra, perceba como esse gesto lhe induz a um estado de paz, de calma e de humildade.

3 – Vá soltando os dedos: mínimo, anular e médio, abrindo as palmas das mãos, permanecendo juntos os indicadores e polegares, formando um triângulo, o Trimurti Mudra, estire os braços, levando o Trimurti Mudra para a sua frente, com o vértice do triângulo virado para cima, simbolizando a Trindade, o Pai, o Filho, o Espírito Santo.

4 – Mantenha os braços estirados, gire os pulsos invertendo o triângulo, deixando as mãos juntas, em forma de concha, simbolizando uma oferenda, em Pushpaputa Mudra.

5 – Leve as mãos aos joelhos formando o Jnana Mudra, simbolizando a união de conciência individual com a cósmica.

6 – Junte os círculos feitos pelo Jnana Mudra, um ao lado do outro, os outros dedos se sobrepõem, simbolizando a identificação do homem com o Divino, no Mudra Jo-In.

7 – Passe para o Garuda Mudra, mantidos unidos os polegares, formando a imagem de um pássaro, e elevando-os acima da cabeça como um voo.

8 – Mantendo os polegares juntos, inverta a posição dos pulsos fazendo o Padma Mudra, ou seja, a flor de *lótus*; sinta que você, assim como a flor de *lótus*, está em busca do Sol, da Luz.

9 – Suavemente, vá afastando os braços, unindo o polegar e o dedo mínimo. Palmas das mãos voltadas para a frente. Os demais dedos estirados, formando o Trishula ou Tridente.

10 – Descer em Shiva Mudra, permanecendo por alguns momentos em silêncio.

CHAKRA

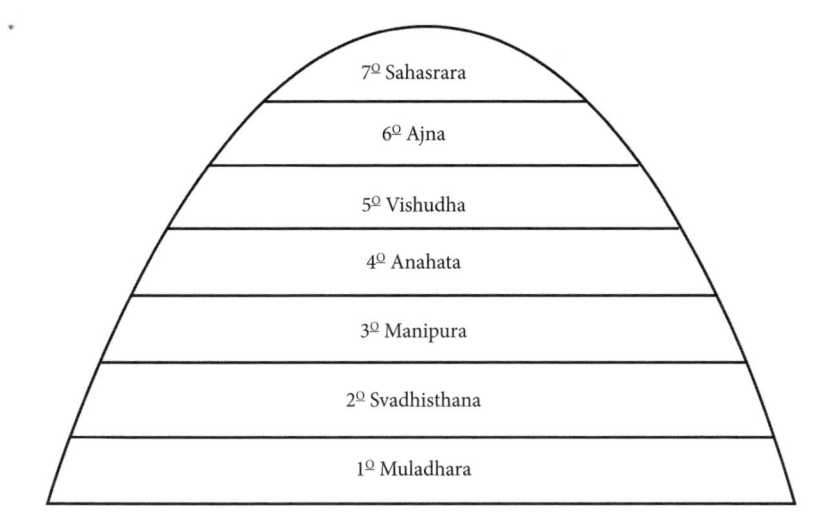

```
7º Sahasrara
6º Ajna
5º Vishudha
4º Anahata
3º Manipura
2º Svadhisthana
1º Muladhara
```

"Se almejas contemplar os vales, sobes ao topo da montanha.
Se almejas ver o topo da montanha, ascendes até as nuvens.
Mas se procuras alcançar as nuvens, fechas os olhos e pensas:
Quando se busca o cume da montanha,
não se dá importância às pedras do caminho."
Provérbio oriental

"Chakra" é uma palavra sânscrita que significa roda.

São pequenos exaustores ou pequenas aberturas ou pequenos orifícios, por onde o prana ou energia cósmica entra para irrigar e dar vitalidade ao corpo humano, distribuindo essa energia para o corpo físico, servindo como mecanismo de ligação entre o corpo físico e o corpo sutil, isso é feito em parte através das glândulas endócrinas, correspondendo cada glândula a um chakra, desempenhando um papel fundamental na saúde e no bem-estar diário de nosso corpo.

Cada chakra está relacionado a uma rede de nervos do corpo físico chamado plexo nervoso e cada plexo se relaciona a uma glândula endócrina.

Os plexos captam energia e a distribui pelos chakras. Eles ficam no interior do corpo, enquanto os chakras ficam no exterior.

O chakra tem uma função reguladora sobre um grupo de órgãos do corpo físico, e as pessoas podem ter um ou mais chakra com maior ou menor intensidade de energia que vai atuar em sua personalidade e na saúde.

Todos os indivíduos têm um chakra que está relacionado com sua personalidade básica. Isto é, cada pessoa é regida por um chakra.

O chakra que dá características a uma pessoa é chamado de chakra dominante. É a partir do chakra dominante que o temperamento, as tendências e as fragilidades podem ser percebidos como característica da personalidade individual.

A literatura canônica hindu é rica fonte de informações sobre os chakras, começando nos Upanishds.

Os alquimistas ocidentais estudavam profundamente os chakras. Com o declínio das artes alquímicas, os conhecimentos codificados a respeito dos chakras, aos poucos desapareceram do Ocidente. O interesse pelos chakras ressurgiu no Ocidente com o aparecimento do movimento Teosófico, no fim do século XIX e XX.

Em termos de evolução, os chakras são paradigmas da consciência universal que prevalece em uma época determinada.

Nos tempos primitivos da humanidade, o primeiro chakra era o aspecto da consciência mais necessário aos primeiros seres humanos porque a sobrevivência se sobrepunha às demais necessidades.

A navegação e agricultura deram início à era do segundo chakra.

Na atualidade, estamos no reinado do terceiro chakra. Nossa cultura se apega ao mecanismo do poder, do dinheiro e da agressão.

A próxima era, que está por vir, vai nos levar à era da paz, do amor, do equilíbrio entre a terra e o espírito. Será o período do domínio da consciência amorosa, onde o quarto chakra aparecerá com toda a sua força e grandeza.

Os chakras podem estar abertos, fechados ou com todas as variações. Se as funções dos chakras estão bem harmonizadas, ele gira permanentemente no sentido horário. Quando as funções do chakra não estão atuando, ele gira lentamente ou deixa de se movimentar. Quando ele está excessivamente desarmônico, gira no sentido anti-horário. Tais estados podem ser os aspectos básicos de uma personalidade durante a maior parte da vida de um indivíduo, ou variar de um momento para o outro em função de determinadas situações.

Um bloqueio no funcionamento de qualquer chakra pode afetar a atividade de outro.

Por meio dos asanas e dos pranayamas, poderemos melhorar o funcionamento dos chakras.

Podemos dizer que os chakras funcionam como um canal de ligação entre a mente e o corpo, o espírito e a matéria, o passado e o futuro, os deuses e a terra.

Cada chakra representa um aspecto da pessoa humana.

Os três primeiros chakras se relacionam com os instintos e os impulsos para a sobrevivência, sexo e poder. Os dois chakras seguintes se relacionam aos sentimentos e à comunicação, e os dois últimos constituem o aspecto espiritual do homem.

Trabalhar nossos chakras é escalar a montanha de nossa vida, estabelecendo nossa base no mundo físico, combatendo as adversidades ou nos adaptando a novas situações e assumindo a responsabilidade pessoal.

É o Muladhara o primeiro chakra que faz nosso contacto com o mundo físico, com a terra.

Em nosso segundo chakra, Svadhisthana, que significa doçura, aprendemos a lidar com o prazer, a sexualidade, o magnetismo, a mudança, a leveza, com o colorido da vida.

Caminhamos, agora, para a "cidade da joia", o chakra Manipura, que se relaciona ao nosso ego e à nossa personalidade, lidando com o poder e a vontade consciente para nos tornarmos pessoas realizadas, felizes.

Assim, encerramos a caminhada nos três primeiros níveis, considerados chakras matérias, que formam a base de nossa montanha.

Agora estamos preparados, podemos atravessar a ponte que liga as energias terrenas inferiores a energias superiores. Essa é a ponte do amor e da compaixão, é o Anahata, o não tocado, o chakra do coração.

Bem, com o amor do Anahata, já podemos nos comunicar com o mundo de uma forma consciente e bela, assumindo a responsabilidade por nossas atitudes, gestos, ações, palavras, usando Satya (verdade) com Ahimsa (não violência). Aprendemos a nos comunicar sabiamente, usando nosso chakra Vishudha.

Tudo agora fica mais claro, estamos entrando no saber, na intuição, no Ajna chakra, chegando próximo ao topo da montanha onde teremos uma visão perfeita de nós, do que viemos fazer aqui.

Estamos prontos para assumir nossa tarefa pessoal e assim entrarmos no último chakra, Sahasrara, cuja função é união. União conosco, com o outro e com Deus, vivenciando, dessa forma, o sentido literal da palavra Yoga = União.

Muladhara

PRIMEIRO CHAKRA

"Levantem-se, leões, e livrem-se da ilusão de que vocês são ovelhas. Vocês são almas imortais, espíritos livres, abençoados e eternos."
Swami Vivekananda

O primeiro chakra representa o lado animal, nossas origens, a mãe terra.

Seu nome é Muladhara. "Mula" significa raiz e "dhara" significa base ou apoio. Este chakra também é conhecido por outros nomes como: chakra fundamental, chakra base, chakra kundalíneo. Esses nomes descrevem a função deste centro energético, que é o de proporcionar um estado poderoso que nos liga a todas as coisas vivas.

É nossa base no mundo físico. A ele estão ligados os valores da vida, a sobrevivência, o trabalho, a disposição de combater as circunstâncias adversas ou adaptação a novas situações. Esse é o centro da segurança do indivíduo. Ele representa nossos instintos mais primitivos, daí estar associado às suprarrenais, glândulas responsáveis pela reação da fuga. Não é por acaso que essas glândulas são conhecidas como glândulas da emergência, elas segregam a substância conhecida como adrenalina, que prepara o corpo para situações de risco, acelerando os batimentos do coração, que leva o sangue a irrigar os músculos que ficam prontos para a ação. Estimula o fígado a liberar mais açúcar, transmitindo mais energia ao corpo. As suprarrenais são realmente glândulas de energia, que dão força física e mental. É por isso que este chakra é o centro do medo, medo de ser atacado, de ser ferido, o que provoca reações de defesa. Trata-se de uma reação primitiva, resíduo dos dias longínquos em que nossos ancestrais tinham de correr ou lutar para defender suas vidas. Temos também nesse chakra a emoção da raiva e também da coragem. Este centro de energia trabalha as sensações.

O Muladhara é a sede da totalidade psíquica. Neste centro está o ponto de partida da energia primordial, sagrada, sede da kundalini, essa energia adormecida repousa dentro do chakra raiz. Quando ela é despertada, sobe pela coluna, ativando os outros chakras, produzindo a liberação e a iluminação. É o centro mais pessoal.

O Muladhara está localizado na base da coluna, entre o ânus e os órgãos genitais, faz conexão com as energias do mundo material, está associado à sobrevivência, sua cor é vermelha, se relaciona com as suprarrenais.

O som deste chakra é Lam. Ele possui quatro pétalas ou vórtices. Atua no intestino grosso, reto, pernas, pés e ossos, músculos, sangue, coluna vertebral, sistema nervoso.

São disfunções desse chakra: obesidade, hemorroidas, prisão de ventre, problema no ciático.

Problemas psicológicos como pesar, depressão, apego e instabilidade também são gerados neste chakra, refletindo as perspectivas sombrias com relação ao mundo. O comportamento egoísta, como ganância, avareza e extremo egocentrismo, gera bloqueio neste chakra, também preocupação exagerada com estabilidade material e valores externos, como posição social, poder e prestígio, podem também gerar disfunções neste chakra.

Estado interior: estabilidade.

Quando este chakra está ativo e equilibrado, existe uma sensação de propósito, de pertencer ao mundo de uma forma natural e uma disposição de assumir a responsabilidade pessoal pelas ações e empreendimentos. A pessoa se sente interagida com o que faz e rejeitada quando está bloqueado.

O elemento atribuído a este chakra é a terra. Não exclusivamente a terra física, mas a relação com as qualidades da natureza que também podem ser consideradas terrestres: o aspecto prático, a sobrevivência, a organização e a estruturação.

A ele estão relacionados os valores da vida, da sobrevivência, da alimentação.

A pessoa que tem este chakra como dominante, que é regida por este chakra, está ligada à força da matéria, atada a desejos, a ilusões. Por isso, a pessoa, diante de dificuldades geradas pela limitação material, pode tornar-se vulnerável às tentações ligadas a crimes, às drogas e à corrupção.

Svadhisthana

SEGUNDO CHAKRA

"Das coisas macias e fracas deste mundo,
nenhuma é mais frágil do que a água,
mas, para vencer o que é firme e forte, ninguém pode igualá-la.
O que é macio conquista o duro. A rigidez
e a dureza são companheiras da morte.
A maciez e a ternura são companheiras da vida."
Lao-Tse

O nome do segundo chakra é Svadhisthana.

"Svadhistana" significa "doçura" ou "a própria morada", mas ele também é conhecido por chakra esplênico ou sacral, gonotal, umbilical.

Situa-se logo abaixo do umbigo.

Está ligado à sexualidade e às emoções, se as funções deste chakra estiverem bem harmonizadas a pessoa se torna mais leve, mais alegre, mais atraente, com mais magnetismo, com mais poder pessoal, com sensibilidade emocional equilibrada, com maior capacidade de se relacionar em todos os aspectos da vida, seja no amor, no trabalho, na família, com os amigos, sendo capaz de entender mais, de acolher mais, de nutrir mais; porém quando esse centro de energia estiver desarmônico, o magnetismo se torna manipulação, o poder pessoal se torna competição, a alegria se transforma em frieza ou choro descontrolado, ou em sensibilidade exagerada, ou culpa, a leveza passa a ser histeria.

As alterações no corpo físico estão mais relacionadas com a parte sexual: frigidez, candidíase, problema de fertilização, doenças nos ovários, útero, seios, próstata, impotência, ejaculação precoce.

Ele atua nos intestinos grosso e delgado, no útero, no sistema reprodutor, nas glândulas mamárias, bexiga, pele e todo líquido do corpo.

Este é o centro do prazer, da sexualidade, da procriação, da criatividade, da autoconfiança, do bem-estar.

Sua cor é laranja. Seu som é Vam e possui seis pétalas ou vórtices.

As glândulas que estão relacionadas com o segundo chakra são as gônadas, que correspondem aos testículos e aos ovários.

O elemento deste chakra é a água, daí ele atuar em todo o líquido de nosso corpo: na circulação do sangue, na menstruação, na urina, no sêmen, no suor, na saliva. Já que 80% de nosso corpo é água, a atuação deste chakra em nosso corpo é grande, simbolizando, em nós a capacidade do movimento, da mudança, da emoção, do prazer, do carinho, do estímulo, da sociabilidade, da união com o outro, da criação da vida. Neste chakra começamos a nos amar, nos cuidar e sentir necessidade de buscar o outro. O sexo é um presente lúdico que Deus colocou em nosso corpo para dar continuidade à vida. Devemos estar conscientes dessa força criativa e criadora e do que estamos fazendo com essa fantástica energia que tem um poder tremendo dentro de nós. Ela faz coisas maravilhosas, inclusive cria vida, portanto há necessidade de as pessoas utilizarem-se dessa energia conscientemente. Fazer sexo de uma maneira responsável. O sentido do sexo é a troca de energia.

Manipura

Terceiro Chakra

Saudação ao Sol
"Eu te saúdo, ó Sol!
Doador da força e da vida!
Tu que iluminas as trevas e penetras no âmago do meu Ser.
Dá luz à minha inteligência e pureza ao meu coração. Eu te peço:
Faz desabrochar em mim a 'Centelha Divina'."

O nome do terceiro chakra é Manipura, que significa "gema reluzente" ou "cidade das joias", mas ele também é conhecido por esplênico, diafragmático, plexo solar.

O poder deste chakra vem do Sol e da luz, que o expandem consideravelmente, a ponto de ele invadir, em alguns momentos, os espaços do segundo e quarto chakras. Como este chakra está associado ao fogo, ele é muito ativo. Ele se relaciona com o ego e a personalidade.

Localiza-se na boca do estômago.

A glândula que corresponde a este chakra é o pâncreas, que segrega insulina.

São muitos os dons do terceiro chakra: acesso à sabedoria e consciência de seu poder. O dom da cura, que vem da luz irradiada pelo plexo. A alquimia da transformação do amor se dá no terceiro chakra. É nele que o amor que tem interesse, que traz compensações físicas e emocionais, que vibra no segundo chakra, é queimado e passa a vibrar no quarto chakra. Se estiver em desarmonia, leva a pessoa a fazer uso incorreto de seu poder: diz sim, quando quer dizer não. Mas às vezes faz o contrário, somente para impor sua vontade.

Este chakra é ferido facilmente sob o peso da crítica. Por medo de ser julgada tola aos olhos dos outros, a pessoa é levada a não admitir seus erros. De ceder para obter aprovação. De fugir de responsabilidade. De desejar uma vida diferente. De achar que tem uma personalidade fraca.

O elemento deste chakra é o fogo, suas funções são o poder e a vontade. Estados interiores: riso, alegria, raiva.

No corpo atua no fígado, sistema digestivo, baço, estômago, pâncreas, intestino delgado.

Disfunções físicas: úlcera, diabetes, anorexia, gases, gastrite, doenças do fígado, problemas intestinais.

A cor é amarela. Som é Ram. Pétalas são dez.

Este chakra exerce uma função de ligação entre os dois primeiros chakras, e também se relaciona com os outros quatro chakras, os quais se sintonizam com os aspectos mentais e espirituais dos indivíduos. Se o terceiro chakra estiver bloqueado, forma-se um cinturão em volta do corpo, não deixando as ideias adquirirem vida no plano físico, podendo também interromper o fluxo de energia entre o quarto chakra e o segundo chakra, impossibilitando, dessa forma, a fusão do amor com o sexo.

Os três primeiros chakras são chamados de chakras materiais, formando um triângulo de forças reguladoras no plano físico, constituindo um conjunto ligado à defesa e conservação do indivíduo e da espécie. São ligados ao mundo físico e às formas mais densas de energia, como: terra, água e fogo. São níveis mais instintivos.

O terceiro chakra, Manipura, está ligado ao campo mental do ser humano. É comumente chamado de casa do ego, centro da vontade consciente, casa do poder. Ele mantém você em contato com a intuição, você não pensa através dele, você sente. Quando está bloqueado, você não tem acesso à intuição, você começa a dominar os outros, aí então ocorrem a manipulação e roubo de energia. Esse centro está ligado à nossa vida mental e à reflexão linear. É o chakra da realização, é o encontro da alma com a vida. É o chakra da sabedoria, que consiste em realizar nossos desejos. É o chakra do ser feliz a partir da consciência do que somos e da escolha clara que fazemos. É neste chakra que devem ser trabalhadas as questões do dinheiro.

É o chakra da afirmação do ego em todos os níveis da vida concreta, do poder pessoal, da sabedoria, da capacidade de concretizar a vida a partir da consciência do ser. É o chakra da prosperidade, através do qual transformamos em felicidade e realizações tudo que recebemos da fonte Superior. Está associado ao poder pessoal do indivíduo. Esse poder é a sensação de controle sobre a própria vida. O poder pessoal está relacionado com o modo como o indivíduo se vê em relação aos outros: está sujeito ao capricho dos outros ou considera que detém o controle sobre sua vida e se sente satisfeito com seus relacionamentos? As pessoas chamadas "vítimas" apresentam desequilíbrio neste chakra. A energia deste chakra é diretamente afetada pelo modo como o indivíduo encara o universo em que vive, ou seja, se ele encara o mundo acolhedor ou perigoso, onde coisas ruins estão acontecendo. O estresse pode ser causado por bloqueio energético deste chakra.

A região do plexo solar parece um sol em miniatura, queimando energias liberadas pela oxidação química dos alimentos durante o processo de digestão, uma espécie de fogo interior. Se essa chama interior não estiver bem regulada, ela pode efetivamente fazer um buraco na parede dos órgãos associados ao chakra, como no caso de úlcera.

Todos os fluidos em excesso são eliminados por este chakra, que expulsa as energias negativas e age facilitando a absorção dos bons fluidos.

Sua principal função é a da assimilação, que inclui o processo que leva à transformação. No plano físico, é no terceiro chakra que a matéria é assimilada e transformada. No plano espiritual, é no plexo solar onde os venenos são assimilados ou eliminados. Ele se relaciona com o fogo, poder, determinação, energia, metabolismo, tecnologia, transformação, humor, magia e vontade. Esse centro também é a sede da cólera, da agressão e de outras emoções. Essas emoções muitas vezes estão relacionadas com o senso de poder pessoal do indivíduo e também o grau do controle que ele parece ter sobre a vida. Se as questões relativas a este chakra não estiverem conscientemente resolvidas, a pessoa poderá ter conflito interno, dando origem a uma preocupação com a dominação e com o controle sobre os outros, podendo transformar em um conflito entre dominação e submissão.

As pessoas que se preocupam ou se apegam demasiadamente às lições do centro do plexo solar podem tornar-se tiranas, em razão de sua aparente agressividade e presunção, ou transformar-se em covardes, tímidas e submissas.

Quando o terceiro chakra é dominante, isso indica uma personalidade forte e dominadora, que faz da busca constante de novas sensações uma maneira de se motivar para a ação.

Gosta de comer bem, tem muita vaidade, usa o poder, é inteligente acima da média.

ANAHATA
QUARTO CHAKRA

"A vida do homem é tecida no tear do tempo, conforme um padrão que ele não vê, mas Deus vê, e seu coração está na lançadeira. De um lado do tear está a tristeza, de outro lado, a alegria. Impelida alternadamente para cada lado, voa para a frente e para trás, carregando a linha que é branca ou preta, conforme o modelo. No fim, quando Deus tirar o tecido terminado, e todas as cores alternadas forem vistas em seu conjunto, verá que as cores escuras são tão necessárias à beleza do pano, quanto as cores brilhantes."
Autor desconhecido

Seu nome é "Anahata", que significa não tocado, ou chakra cardíaco ou chakra do coração. O elemento é o ar. A função física principal é coordenar o sistema sanguíneo. Este chakra realiza o intercâmbio e equilíbrio das emoções, gerando a capacidade de dar e receber amor.

A tolerância é o maior dom deste centro. Por ele estar localizado entre os chakras materiais e espirituais, este centro tem a função de dirigir a consciência espiritual para o plano material.

A glândula é o timo, que é chamada a glândula da pureza, pois está ativa na infância e vai diminuindo sua atuação na fase adulta. Ela está localizada na altura do coração, no meio do peito, protegida pelo esterno. Os hormônios do timo aumentam a defesa imunológica. Disfunção deste centro: asma, hipertensão, males do coração, doenças do pulmão.

Este é o veículo através do qual amamos o próximo como a nós mesmos. É o centro que metaboliza a energia do amor. Os três primeiros chakras constituem um conjunto ligado ao mundo físico e às formas mais densas de energia, como: terra, água e fogo. São níveis mais instintivos, material, sexual e poder.

 O anahata é o elo entre os três chakras inferiores e os três chakras superiores. O chakra cardíaco é considerado um centro de transição e serve de intermediário entre as energias terrenas inferiores e as energias espirituais superiores. Assim como o ar, o centro cardíaco ocupa simbolicamente uma posição entre o céu e a terra. Como ele está ligado à expressão do amor e da compaixão, também é considerado o centro de sustentação da vida.

 A maioria dos órgãos associados ao chakra cardíaco ajuda a nutrir e conservar a vida e a vitalidade do restante do corpo. Os pulmões absorvem o oxigênio e o prana da atmosfera. O sangue bombeado para os pulmões é distribuído para os órgãos. Os seios servem como nutrição do ser.

 Este chakra se encontra ligado ao elemento ar, pois é através do ar que o sangue é nutrido de oxigênio, que é bombeado no organismo pelo coração. É o centro de alimentação dos outros órgãos.

 Há uma antiga lenda africana de Uganda que nos fala muito bem sobre o coração.

 Diz a lenda que Kabezya-Mpungu, o deus superior, tinha quatro filhos: o Sol, a Lua, a Escuridão e a Chuva. Não havia nem terra, nem céu, nem animais, nem seres humanos.

 Um belo dia, Kabezya-Mpungu criou o céu e a terra. Criou os animais e criou o homem e a mulher. O ser humano se assemelhava muito aos animais, exceto por ser dotado de razão e intelecto.

 Kabezya-Mpungu chamou seus quatro filhos para lhes dizer que em breve os deixaria, e aconselhou-os a serem ponderados enquanto ele estivesse fora. Ele não queria que nenhum mal ocorresse ao homem e aos animais. Mas, enquanto estivesse ausente, enviaria à Terra, em seu lugar, Mutima, ou coração – uma parte dele – para cuidar de suas criaturas.

 Kabezya-Mpungu então partiu. Tudo o que dele ficou na Terra foi Mutima ou coração, um pedaço de Deus não maior que a palma da mão. Entretanto, não durou muito para que Mutima sentisse saudades de Kabezya-Mpungu.

"Onde está Kabezya-Mpungu, nosso pai?", perguntou Mutima ao Sol e à Lua, à Escuridão e à Chuva.

Tudo o que eles podiam responder era: "Nosso pai foi embora, e não sabemos para onde".

Mutima lamentou: "Ah, como eu gostaria de voltar a ser um com ele outra vez".

Então Mutima voltou-se a seus protegidos, o homem e a mulher – as criaturas que Kabezya-Mpungu dotara de razão e intelecto. Tomou uma decisão: "Vou entrar neles". E acrescentou: "E através de sua capacidade de raciocínio procurarei regressar a Deus, de geração a geração". E isso exatamente foi o que Mutima fez. Desde aquela época, o homem tem em seu peito Mutima, ou coração, um pedaço de Deus. Agora, com Mutima neles, todos os seres humanos anseiam por Deus e procuram meios para encontrá-lo.

Este chakra é o centro do amor não egoísta. É o centro da pureza, do prazer no contato com o outro, no sexo com amor, da confiança, da compreensão clara e precisa com relação ao outro, da aceitação incondicional do outro e da aceitação de si mesmo, da capacidade de fornecer energia para si mesmo e para o outro. Descobriremos, então, que o Reino de Deus está dentro de nós e onde está nosso tesouro aí estará nosso coração.

O Anahata possui 12 pétalas ou vórtices, a cor é verde, o som é Yam, seu elemento é o ar e atua no timo, coração, pulmões, circulação, mãos, braços, tórax. Estimula a imunidade e o bom funcionamento do coração e dos pulmões.

Desenvolve a capacidade do amor, do perdão e da compaixão. É o elo entre os três primeiros chakras, terra, água e fogo, o quarto deve integrá-los, elevando nosso grau de consciência e autoestima. Para isso precisamos reconhecer e tratar dores decorrentes de ciúme, raiva, ressentimentos, mágoas e abandono. A cura para esses males se encontra na palavra perdão. Toda mensagem de Jesus se resume em duas palavras: Amor e Perdão, por isso a única oração que Ele nos ensinou foi o "Pai-Nosso", que diz: "Perdoai as nossas ofensas assim como nós perdoamos a quem nos tem ofendido".

Quando o quarto chakra domina, há muito desapego dos bens materiais, capacidade de perdoar e grande vontade de formar grupos de ajuda a necessitados.

Estamos nos aproximando da era em que o Anahata atuará e nosso coração nos abastecerá, em que vivenciaremos as palavras de Jesus: "Amai o próximo como a ti mesmo".

Vishudha

QUINTO CHAKRA

"Melhor que mil palavras sem sentido, basta uma só que faça bem ao coração de quem ouve."
Siddhartha

O quinto chakra é chamado "Vishudha", que significa purificar, ou chakra laríngeo ou da garganta.

Localizado na garganta, sua principal função é a comunicação autêntica e a correta expressão das ideias, fazendo o alinhamento entre pensamentos e atitudes, dando forma ao que era apenas uma ideia, daí ser conhecido como chakra da criação. Este chakra ativa o poder de nossas palavras e a responsabilidade de assumir por nossos atos, palavras e criação, lembrando que as palavras podem ferir ou curar, gerar paz ou guerra nas relações pessoais e mundiais. É o centro da comunicação e da expressão do que sentimos, do que pensamos.

As emoções e necessidades não expressas acumulam-se neste chakra, geralmente formando um bolo na garganta e tensão na nuca e nas costas, afetando a parte superior das costas e da nuca como se carregássemos um fardo nas costas. Quando não falamos o que sentimos, ou dizemos algo em que não acreditamos, experimentamos a sensação de a garganta se fechar, impedindo a voz de sair livremente. O perigo de não prestarmos atenção aos nossos sentimentos é que eles podem explodir e causar um dano semelhante a uma bomba atômica. Se explodirmos para dentro, ficaremos doentes, se explodirmos para fora, durante um acesso de raiva, por exemplo, poderemos nos sentir culpados e isso contribuirá para fechar o canal de expressão, aumentando o fardo nas costas. Os problemas de expressão podem ser considerados como uma dificuldade da pessoa para fazer valer o desejo de comunicar seus sentimentos íntimos, o que pode afetar a capacidade de reconhecer conscientemente suas necessidades. Um fluxo de energia excessiva, abundante, pode provocar hipertireoidismo, e um fluxo inadequado de energia em virtude de um bloqueio no chakra pode precipitar a atrofia de uma função, provocando hipotireoidismo.

Quando é preciso tomar uma decisão, este centro de energia é ativado.

Ele está associado a uma vontade mais alta, ligada à vontade divina, ao poder da palavra, prestando atenção e assumindo responsabilidade pelos atos.

A cor é azul-celeste. Atua no pescoço, tireoide, nuca, maxilares, ouvidos, traqueia, esôfago e ombros. Possui 16 vórtices ou pétalas, o som é Ham.

A glândula que atua é a tireoide, responsável pelo metabolismo do corpo. Este chakra é afetado por falta de autoestima, introspecção, alienação.

Disfunção neste centro provoca inflamação na garganta, nos ouvidos, nas cordas vocais, rouquidão, gagueira, alergias, problema na tireoide, dores na nuca, no pescoço, ombros, torcicolo e insônia.

Relaciona-se com o som, a vibração, espaço, comunicação, criatividade, mantras, daí a importância de se entoar mantras e sempre falar coisas positivas.

Quando o quinto chakra domina, determina uma personalidade comunicativa e de grande atividade.

O espiritualista governado por este chakra realiza no plano material a divulgação do conhecimento de forma sábia e bela.

AJNA

SEXTO CHAKRA

"Desde que um bom pensamento entra em nosso espírito, ele nos traz uma luz que nos faz ver uma quantidade de outras coisas, cuja existência nem sequer imaginávamos antes."
Chateaubriand

O sexto chakra é chamado de Ajna, que significa saber, perceber, comandar. Conhecido também como chakra frontal, chakra do terceiro olho, da terceira visão.

Sua função principal é dar à alma a capacidade de entender, é chegar àquilo que se chama de ver sem olhar. É nosso olho interno que enxerga nosso ser por dentro. "Jesus falou que a lâmpada do teu corpo é o olho. Quando o olho é sadio, o corpo inteiro fica iluminado. Mas se ele está doente, também o seu corpo fica na escuridão. Portanto, veja bem se a luz que está em você não é escuridão. Se o seu corpo for todo luminoso, não havendo qualquer parte escura, ele ficará todo luminoso como quando a lâmpada, com seu clarão, o ilumina." Lucas, 11:34-36.

O sexto chakra está vinculado ao amor celestial, um amor que se estende além do âmbito humano e abrange toda a vida.

Está localizado na testa, entre as sobrancelhas, na raiz do nariz.

Atua nos olhos, nariz, cerebelo, nos dois hemisférios do cérebro, sistema nervoso central e medula espinal.

É o centro de onde emanam nossos pensamentos, sede de nossas ideias e imaginação, da visualização, do conhecimento.

Este centro de energia aprimora os processos mentais inferiores. É o chakra do estudo, da intuição, da percepção.

Toda forma de visão relaciona-se com este chakra. A visão interior, a capacidade de criar imagens mentais nítidas, que chamamos visualização criativa, a clarividência.

Nossa visão dupla se torna uma, você se recusa a criar polaridade. Quando esse chakra se abre, você se torna um curador, quando bloqueado você se sente não merecedor. Se o vir como curador, como divino, ajuda a fazer o cruzamento da pituitária e o pineal e você se recusa a criar polaridade.

Através deste chakra, nós ampliamos nossa visualização e quando a visualização está associada ao pensamento cotidiano, ela parece abrir porta a novos níveis de percepção e de consciência.

No sexto chakra você pensa, no terceiro chakra você sente. A hipófise começa a ser estimulada. É o portal para o Universo.

No cotidiano, este centro é fonte de ajuda, fornecendo avisos, inspirações, intuição, abre a mente a ideias novas, percepção aguçada, espontaneidade, você passa a se conhecer, a ser verdadeiro consigo, você passa a se aceitar como você é, a se amar de verdade. Aí, então, a alma e o ego começam a se unir, não há mais dualidade em você.

As pessoas que possuem este chakra dominante também não são muito comuns, elas preferem ter uma vida reservada e não possuem em sua natureza básica nenhum egoísmo.

As disfunções deste centro trazem dores de cabeça, pesadelos, sinusite, catarata, tumores cerebrais, cegueira, distúrbios neurológicos e endócrinos, que podem ser produzidos pelo fato de a pessoa não desejar ver algo que é importante para o crescimento da alma.

Cor: azul anil. Som: Om. Pétalas: duas. Relaciona-se com a luz, cor, visão, visualização, imaginação, clarividência. Estado interior: autocontrole. A glândula correspondente é a pituitária ou hipófise, glândula reguladora das demais glândulas, por isso é chamada de glândula mestra. Ela pode ser tocada indiretamente com a ponta da língua, já que está localizada próximo ao véu palatino mole, na parte inferior do cérebro.

Sahasrara

SÉTIMO CHAKRA

> *"Então sonhou: estava posta sobre a terra uma escada, cujo topo chegava ao céu; e eis que os anjos de Deus subiam e desciam por ela."*
> Gênesis, 28: 12

"Sahasrara" significa mil vezes maior. Localiza-se no alto da cabeça, sua função é a união, estado interior, bem-aventurança. Este centro representa o potencial para a iluminação, é a matriz do desenvolvimento espiritual. Está vinculado à mente elevada, ao saber e à interação de nossa constituição espiritual e física.

Os três primeiros níveis anteriores constituem um conjunto ligado à defesa e conservação do indivíduo e da espécie. São ligados ao mundo físico e às formas mais densas de energia, como terra, água e fogo.

São níveis instintivos, sobrevivência, prazer sexual e prazer de dominar e possuir.

O Anahata é o elo entre os três inferiores e os três superiores, é a ponte que faz a união dos níveis mais densos para os níveis sutis, entre os três primeiros chakras e os três últimos.

Sahasrara possui mil pétalas ou vórtices. Rege a glândula pineal, cérebro, as faculdades cognitivas, a memória, todo o sistema nervoso e os outros chakras. Este chakra influencia a sincronização entre os dois hemisférios: o hemisfério direito e o hemisfério esquerdo.

Disfunções neste chakra podem causar distúrbios mentais, alienação e todos os tipos de doenças cerebrais, incluindo psicose.

Assim como o primeiro chakra constitui nosso contato com o mundo material, o sétimo chakra é nossa conexão com o mundo espiritual, a expansão da consciência e a porta que dá acesso a tudo o quanto existe além.

O Sahasrara contém todas as cores, ainda que no conjunto predomine o violeta. Este é o chakra de ligação com nosso ser espiritual. É por onde recebemos as energias cósmicas que passam para todos os chakras e nos trazem a consciência de que somos algo além da matéria física. Está associado à busca interior, na penetração dos elevados estados de consciência. É quando nos tornamos um com Deus. Jesus nos lembrou disso: "Sois deuses", citando o rei Davi: "Sois deuses, sois todos filhos do Altíssimo". (Salmo 81:6)

Também São Paulo, em Coríntios I, 3:16, cita: "Não sabeis que sois o santuário de Deus e que o espírito de Deus habita em vós?".

Em termos físicos, está ligado à atividade cerebral e ao funcionamento geral do sistema nervoso. Este chakra se abre quando o sexto se abre, quando há união das duas polaridades na terceira visão. Neste chakra, tornamo-nos um com o Pai.

"As pessoas olham as coisas que existem e perguntam por quê? Mas eu sonho coisas que nunca existiram e me pergunto: por que não?"

Autor desconhecido

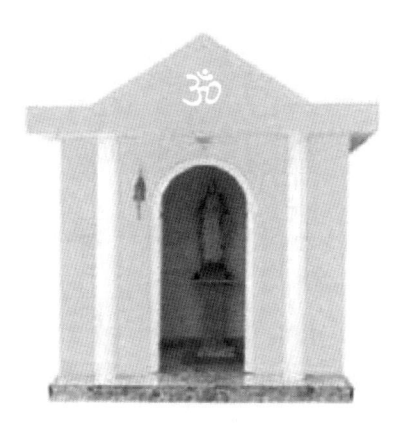

BIBLIOGRAFIA

ARORA, Harbans. *Ciência Moderna sob a Luz do Yoga Milenar*. Ceará: Universitária, 1992.

BASTOS, Maria Helena. *Yoga Narayana*. São Paulo: Siciliano, 1990.

BLAY, Antônio. *Fundamento e Técnica do Hatha Yoga*. São Paulo: Loyola, 1986.

BLOFELD, John. *Mantras*. São Paulo: Cultrix, 1993.

BONO, Ernesto. *Senhor da Yoga e da Mente*. Rio de Janeiro: Record, 1980.

BUSSE, Inês. *Os Upanishades*. Portugal: Livros de Vida Editores Ltda., 1995.

CALLE, Ramiro. *El Gran Libro de Yoga*. Barcelona: Urano, 1999.

CELLA AL-CHAMALI, Gabriella. Yoga. São Paulo: Paulus, 1994.

COLLINS, Mabel. *Luz no Caminho*. São Paulo: Pensamento.

DA SILVA, Georges; HOMENKO, Rita. *Budismo: Psicologia do Autoconhecimento*. São Paulo: Pensamento, 1995.

DAMUCALOV, Marcelo Árias Dias; SIMÕES, Roberto Serafim. *Neurofisiologia da Meditação*. São Paulo: Phorte Editora Ltda., 2006.

DE ROSE. *Prontuário de Svasthya Yoga*. Rio de Janeiro: Eldorado, 1974.

DECHANET. *Ioga para Cristãos*. São Paulo: Editora Herder, 1992.

DEVI, Indra. *Hatha Yoga: Paz e Saúde*. Rio de Janeiro: Civilização Brasileira, 1971.

DUARTE, Rogerio. *Bhagavad Gita*. São Paulo: Schwarcz, 1998.

DUNNE, Desmond. *Yoga ao Alcance de Todos*. São Paulo: Pensamento, 1964.

FERNANDES, Nilda. *Yoga Terapia*. São Paulo: Ground, 1994.

FEUERSTEIN, George. *A Tradição do Yoga*. São Paulo: Pensamento, 1998.

_____. *Encicoplédia de Yoga*. São Paulo: Pensamento, 2005.

_____. *Uma Visão Profunda do Yoga*. São Paulo: Pensamento, 2003.

GARCIA, Sandra. *Curso Básico de Yoga*. São Paulo: Livraria e Editora Iracema Ltda.

_____. *Curso Fundamental de Hatha Yoga*. São Paulo: Livraria e Editora Iracema Ltda.; 1971.

GHAROTE, Manohar Laxman. *Técnica de Yoga*. São Paulo: Phorte Editora Ltda., 2000.

_____. *Yoga Aplicada da Teoria à Prática*. São Paulo: Phorte Editora Ltda., 1996.

_____. *Asana*. São Paulo: Cultrix, 1997.

_____. *Glosario de los Textos del Yoga*. Traducción: Alicia Souto. Índia: The Lonavla Yoga Institute, 1998.

_____. *Yogic Techniques*. Índia: The Lonavla Yoga Institute, 1999.

_____. *Jogapradipaka de Jayatarama*. Editado por Centro de Eutonia y Yogaterapia, filial da The Lonavla Yoga Institue, 1998.

GOLEMAN, Daniel. *A Mente Meditativa*. São Paulo: Ática, 1996.

GORE, M. M. *Anatomy and Phisiology of Yogic Practices*. Kaivalyadhama: The Lonavla Yoga Institute, 1997.

GOSVAMI, Satsvarupa. *Filosofia Védica*. São Paulo:.

HENRIQUES, Antônio Renato. *Yoga e Consciência*. Porto Alegre: Escola Superior de Teologia São Lourenço de Brindes, 1984.

HERMÓGENES. *Autoperfeição com Hatha Yoga*. Rio de Janeiro: Record.

HORN, Sandra. *Técnicas Modernas de Relaxamento*. São Paulo: Cultrix, 1986.

HUMPHREY, Naomi. *Meditação, o Caminho Interior*. São Paulo: Ground, 1987.

IYENGAR, B.K.S. *A Árvore do Ioga*. São Paulo: Globo, 2001.

_____. *A Luz do Ioga*. São Paulo: Cultrix, 1996.

JACQUEMART, Pierre. *Yoga Terapêutica*. São Paulo: Organização Andrei Editora Ltda.; 1988.

JUDITH, Anodea. *Guia Practica de los Chakra*. Barcelona: Robin Book, 1993.

KAMINOFF, Leslie. *Anatomia do Yoga*. São Paulo: Manole, 2008.

KARAGULA, Shafica. *Os Chakras e os Campos de Energia Humanos*. São Paulo: Editora Pensamento, 1995.

KAUR SHARTA. *Ioga para Mulheres*. Portugal: Civilização Editores, 2006.

KUVALAYANANDA, Swami. *Asanas*. São Paulo: Phorte Editora Ltda., 2005.

_____. *Yoga. A Pioneer of Scientific Yoga and Indian Physical Education*. Índia: The Lonavla Yoga Institute, 1999.

_____. *Una Luz Para el Hatha Yoga*. Traducción y comentario Alicia Souto. Buenos Aires, Argentina: Edição Lonavla Yoga Institute,1998.

LALVANI, Vimla. *Yoga Clássico*. Barcelona: Grijalbo, 1996.

LEADBEATER. *Aos Chakras*. São Paulo: Editora Pensamento, 1990.

LONG, Barry. *Meditação*. São Paulo: Mandarim, 1982.

LYSEBETH, Andre Van. *Aprendo Yoga*. Barcelona: Urano, 1985.

_____. *Mi sesión de Yoga*. Barcelona: Urano, 1986.

_____. *Pranayama*. Barcelona: Urano, 1999.

MACIEL, Núbia. *Relaxe e Viva Feliz*. São Paulo: Loyola.

MARAN, Júlio. *Yoga um Caminho para a Paz*. São Paulo: Loyola, 1982.

MARSHALL, Lyn. *Mantenha-se em Forma com Ioga*. São Paulo: Cultix, 1976.

MIRANDA, Caio. *Hatha, o A B C do Yoga*. Rio de Janeiro: Tecnoprint, 1979.

MOTOYAMA, Hiroshi. *Teoria dos Chakras*. São Paulo: Editora Pensamento, 1993

MUMFORD, Jonn. *Ioga Psicossomática*. São Paulo: hemus, 1979.

NETSCHER, Brian. *Yoga, o Caminho para uma Vida Feliz*. Rio de Janeiro: Editora Tecnoprint Ltda; 1979.

NHAT, Thich. *Para Viver em Paz*. Rio de Janeiro: 1976

OZANIEC, Naomi. *O Livro Básico dos Chakras*. São Paulo: Editora Pensamento, 1998.

PALOMO, Carmen. *Yoga*. Barcelona: Paidotribo, 1995.

POWELL, Arthur E. *O Duplo Etérico*. São Paulo: Pensamento.

RAMACHARACA. *14 Lições de Filosofia Yogue*. São Paulo: Pensamento.

_____. *Ciência Hindu: Yogue da Respiração*. São Paulo: Pensamento, 1978.

_____. Gandhi. *O Apóstolo da Não Violência*. São Paulo: Martin Claret, 1983.

_____. *Hatha Yoga*. São Paulo: Pensamento.

ROJO, Marcos. *Estudos sobre Yoga*. São Paulo: Phorte, 2006.

SACCHI, Franca. *Curso Completo de Yoga para Occidentales*. Barcelona: Vecchi, 1994.

SCHURÉ, Édouard. *Os Grandes Iniciados*. São Paulo: Martin Claret, 1986.

SHARMA, S. K. *Yoga*. Madrid: Dastin, 1998.

SHIV, Pandit. *Ioga para a sua Espinha*. São Paulo: Cultrix, 1971.

SING, Chiang. *Nosso Corpo Perfeito pela Yoga*. São Paulo: Tecnoprint, 1979.

_____. *Yoga para a Mulher*. Rio de Janeiro: Editora Tecnoprint Ltda., 1979.

SOUTO, Alicia. *Manual de Prácticas del Yoga*. Buenos Aires: Ed. Centro de Eutonia y Yogaterapia, 1997.

_____. *Una Luz para el Hatha Yoga*. (Traducción y comentario). Índia: Ed. Lonavla Yoga Institute, 1998.

SWAMI, Sivananda. *Concentração e Meditação*. São Paulo: Pensamento, 1993.

TAIMNI, J.K. *A Ciência do Yoga*. Brasília: Teosófica, 1996.

_____. *Shiva-Sutra*. Rio de Janeiro: Grupo Annie Besant, 1982.

TULKU, Tarthang. *Gestos de Equilíbrio*. São Paulo: Pensamento, 1977.

VERÍSSIMO, Neusa. *Yoga Contemporânea*. Ceará: Colégio Geo-Etúdio, 1993.

_____. *Yoga. Prevenção e Tratamento da Osteoporose*. Ceará: Bureau Tecnologia, 1998.

VIVEKANANDA. *Quatro Yogas de Autorrealização*. São Paulo: Pensamento.

WALDEN, Patricia. *O Livro de Yoga e Saúde para Mulheres*. São Paulo: Pensamento.

YESUDIAN, Selvarajan. *Yoga e Saúde*. São Paulo: Cultrix.

A Bíblia Sagrada. São Paulo: Paulinas, 1990.

Contato com os autores:
Telefones: (71) 3358-7853/3359-0151
E-mail: casa.yoga@yahoo.com.br
E-mail: jeovahpinheiro@gmail.com

Leitura Recomendada

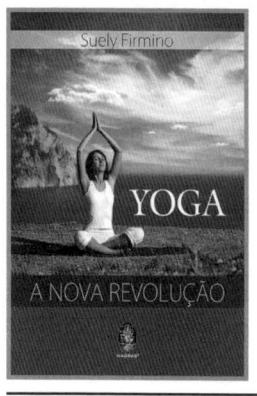

Yoga
A Nova Revolução
Suely Firmino

Nesse trabalho, Suely Firmino busca passar ao leitor a base do Yoga, unindo várias vertentes espiritualistas à prática milenar. Usando como base a energia do Três (o OM), permitiu que seu olhar espiritual passeasse e mapeasse a fusão existente em vários trabalhos que realizou e realiza até hoje, culminando em uma Nova Revolução, quando se deparou com os pontos de fusão em que as energias se transformam e fluem da mesma unidade.

Yoga
Dominando os Princípios Básicos
Sandra Anderson e Rolf Sovik, Psy. D.

A ciência sistemática da Yoga proporciona um conhecimento intuitivo que transformará sua mente, seu corpo e sua alma. Este livro é um guia abrangente e prático para os elementos essenciais da Yoga; ele aborda todos os aspectos da prática: meditação, estilo de vida e filosofia fundamental.

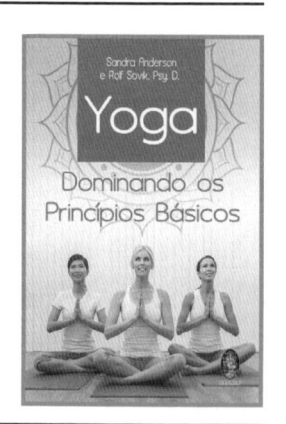

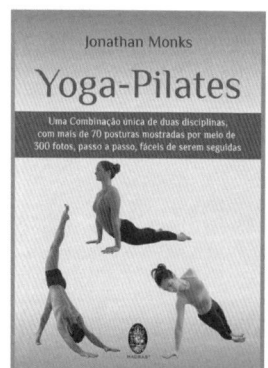

Yoga-Pilates
Jonathan Monks

Nesse empolgante livro, Jonathan Monks funde as ideias essenciais de duas disciplinas: o alongamento e equilíbrio da Yoga e o controle muscular exigido pela técnica de Pilates. Este novo estilo de prática começa com o fortalecimento do centro de gravidade do corpo, o centro de força que mantém toda a estrutura em equilíbrio. As únicas ferramentas necessárias são você e a boa vontade de ouvir seu corpo e reaprender o que ele pode fazer.

www.madras.com.br

MADRAS® Editora

CADASTRO/MALA DIRETA

Envie este cadastro preenchido e passará a receber informações dos nossos lançamentos, nas áreas que determinar.

Nome _____

RG _____ CPF _____

Endereço Residencial _____

Bairro _____ Cidade _____ Estado _____

CEP _____ Fone _____

E-mail _____

Sexo ❑ Fem. ❑ Masc.   Nascimento _____

Profissão _____ Escolaridade (Nível/Curso) _____

Você compra livros:

❑ livrarias   ❑ feiras   ❑ telefone   ❑ Sedex livro (reembolso postal mais rápido)

❑ outros: _____

Quais os tipos de literatura que você lê:

❑ Jurídicos   ❑ Pedagogia   ❑ Business   ❑ Romances/espíritas

❑ Esoterismo   ❑ Psicologia   ❑ Saúde   ❑ Espíritas/doutrinas

❑ Bruxaria   ❑ Autoajuda   ❑ Maçonaria   ❑ Outros:

Qual a sua opinião a respeito desta obra? _____

_____

Indique amigos que gostariam de receber MALA DIRETA:

Nome _____

Endereço Residencial _____

Bairro _____ Cidade _____ CEP _____

Nome do livro adquirido: Yoga – A Vida, O Tempo

Para receber catálogos, lista de preços e outras informações, escreva para:

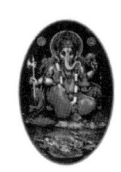

MADRAS EDITORA LTDA.
Rua Paulo Gonçalves, 88 – Santana – 02403-020 – São Paulo/SP
Caixa Postal 12183 – CEP 02013-970 – SP
Tel.: (11) 2281-5555 – Fax.:(11) 2959-3090
www.madras.com.br

MADRAS® Editora

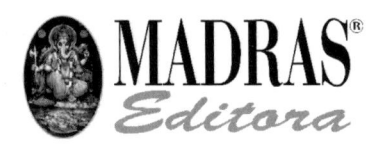

Para mais informações sobre a Madras Editora, sua história no mercado editorial e seu catálogo de títulos publicados:

Entre e cadastre-se no site:

www.madras.com.br

Para mensagens, parcerias, sugestões e dúvidas, mande-nos um e-mail:

marketing@madras.com.br

SAIBA MAIS

Saiba mais sobre nossos lançamentos, autores e eventos seguindo-nos no facebook e twitter:

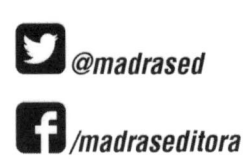

@madrased

/madraseditora